치매예방활동 시리즈 1

현장활동가를 위한

화투색칠하기

장일상 임효림 이수정 조두이 엮음

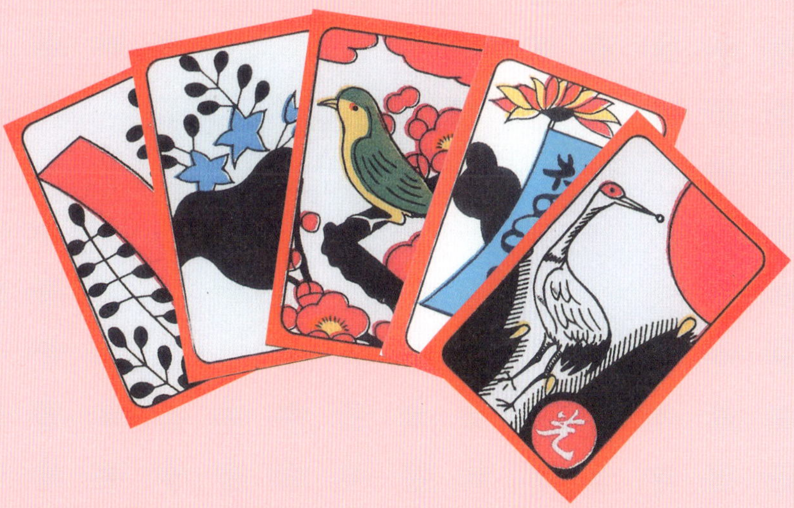

서현사

머리말

100세 시대라고 합니다.

과거 60세 환갑까지만 살아도 오래 살았다고 하던 시절이 있었는데 이젠 80~90세까지 사는 것은 보통인 세상이 되었습니다.

오래 사는 것이 행복한 것일까요?

어떻게 살아야 행복한 삶을 사는 것일까요?

사람답게 사는 것이란 무엇일까요?

100세 시대가 되다 보니 "어떻게 하면 늙어도 생활하는데 불편함이 없는 맑은 정신을 유지하며 살 수 있을까" 하는 것이 늘 의문이었습니다.

통계청 자료에 의하면 고령화 추세에 65세 이상 노인인구의 25%가 노인성질환과 치매를 앓고, 치매 환자의 급증에 따른 심각한 사회문제가 예상된다고 합니다.

이 책은 어르신들이 밑그림에 직접 색을 칠하며 치매를 예방하고자 하는 바램으로 구성하였습니다.

치매를 예방하는 데는 손과 머리를 많이 사용하는 것이 좋다고 합니다.

이 책은 누구나 잘 알고 있는 화투에 색을 칠하여 손과 손가락의 감각을 많이 사용하고, 색의 배열 등을 생각하며 반복해서 뇌를 사용하는 것을 목적으로 개발되었습니다.

손을 움직이며 색을 칠하는 것은 손과 뇌를 사용하는 것으로 건강을 위해 좋은 음식을 먹는 것과 같습니다. 그러나 편식은 오히려 몸을 망치는 것처럼 색칠하기만 오랫동안 하는 것은 오히려 좋지 않을 수 있습니다. 하루에 너무 많은 양을 하지 마십시오.

뇌 건강 활동을 많이 하여 치매도 예방하고, 건강하고 즐거운 100세 시대를 누리시길 바랍니다.

저자 일동

차례

머리말

1. 치매예방

1-1. 치매란 어떤 병일까요? 5

1-2. 치매예방을 위한 습관 5

1-3. 인간의 뇌와 미술활동 7

2. 색칠하기

2-1. 화투 8

2-2. 색칠하는 방법 8

2-3. 화투의 구성 9

1월 솔(송학): 광 12

2월 매화(매조): 열 20

3월 벚꽃: 광 28

4월 등나무: 열 36

5월 꽃창포: 열 44

6월 목단: 열 52

7월 홍싸리: 열 60

8월 공산(공산명월): 광 68

9월 국화: 열 76

10월 단풍: 열 84

11월 오동: 광 92

12월 비(雨): 광 100

1. 치매예방

1-1. 치매란 어떤 병일까요?

뇌의 노화나 여러 질환에 의해 기억력 및 대화능력이 저하되고, 계산이 느려지고, 시간 · 공간 개념이나 판단 능력에 어려움을 겪는 경우를 치매라고 합니다. 초기에는 기억장애만 찾아오기 때문에 생활하는 데는 큰 문제가 없습니다. 하지만 서서히 고집이 세어지거나 폭력적으로 변하고, 신체적 장애가 생겨 대소변 수발을 받아야 하는 상태에 이르게 됩니다.

과거에는 치매를 나이가 들면 당연히 생기는 불치병으로 생각하여 숙명으로 받아들이거나 치료를 포기했습니다. 그러나 이제는 고혈압, 당뇨병과 같이 적절한 치료를 통해 증상을 경감하거나 진행을 늦출 수 있는 관리가 가능한 병입니다. 그러므로 경미한 기억 장애가 나타났을 때 미리 검사를 받고 치료를 시작해야 합니다(김태유, 윌리스 뇌건강 학습지, 2017).

1-2. 치매예방을 위한 습관

치매는 환자와 가족에게 이루 말할 수 없는 고통을 주는 병입니다. 나이가 많아지면 누구나 걸릴 수 있는 병이기 때문에 나와 가족을 위해서 잘 알아두고 예방을 하는 것이 좋습니다.

"삶의 작은 변화가 나를 바꾼다." 고 합니다. 큰 계획을 세우는 것도 좋지만 생활하며 쉽게 실천할 수 있는 일들부터 하나씩 습관화하면 치매도 예방하고 건강한 100세 시대를 살 수 있습니다.

기본적으로는 건강한 삶을 살기 위해서 공통적으로 적용되는 건강수칙을 지키는 것이 기본적인 치매예방법입니다. 그리고 기억장애가 생기면 빨리 검사를 받아 미리 예방하고 조기에 치료하는 것이 중요합니다.

1) 혈관성 치매인 경우에는 원인이 되는 질환인 고혈압, 당뇨, 콜레스테롤, 심장병을 치료하고 비만을 줄여야 합니다.

2) 과음이나 습관적인 음주는 뇌의 노화를 촉진시키며, 담배의 니코틴 성분은 뇌혈관을 수축시켜서 뇌혈류를 줄입니다. 따라서 음주와 흡연을 삼가야 합니다.

3) 매일 식사를 평소의 80%로 줄이고, 각종 영양소와 물을 충분히 섭취하여 영양소의 운반과 노폐물의 대사를 원활하게 하는 것이 좋습니다.

4) 머리에 충격이 가지 않게 조심해야 합니다.

5) 적당한 운동으로 건강한 신체를 유지하는 것이 중요합니다.
노인의 경우에는 허리나 무릎에 무리가 갈 수 있기 때문에 심한 운동은 오히려 좋지 않습니다. 몸에서 약간 땀이 날 정도의 운동을 일주일에 3번 정도 20분에서 1시간 정도 하는 것이 좋습니다.

6) 적극적인 사고와 생활방식, 많이 웃고 밝게 생활하는 것이 좋습니다.

7) 일반적으로 책과 신문을 읽고 글자 맞추기 및 퀴즈 등의 머리를 쓰는 활동을 할 때 뇌기능 저하가 늦어집니다. 따라서 치매예방을 목적으로 개발된 인지중재 프로그램에 참여하거나 일기쓰기를 권합니다. 이러한 활동들은 뇌를 고르게 활성화 시키고 산소 및 혈류 공급량을 늘려 결과적으로 뇌건강을 유지하는데 크게 기여할 것입니다(김태유, 윌리스 뇌건강 학습지, 2017).

1-3. 인간의 뇌와 미술활동

인간의 뇌와 손

손은 제2의 뇌(腦)라고 불릴 만큼, 손 기능 발달과 뇌 기능 발달은 밀접한 관련이 있습니다. 손 기능을 주관하는 운동중추가 잘 발달된 사람은 손놀림 또한 민첩하고 정교합니다. 따라서 손을 잘 활용하는 것은 뇌의 운동 기능과 감각기관을 활성화하는 데에도 도움이 됩니다. 한국인들처럼 젓가락질 등 손을 많이 사용하는 것도 뇌 기능 발달에 도움이 될 것입니다.

특히, 미술은 손을 주로 사용하는 활동이라서 뇌 기능 발달을 향상시키는 데에 그림 그리기, 만들기, 종이접기 등은 좋습니다. 그림을 그릴 때에도 오른손과 왼손을 모두 사용한다면, 좌뇌와 우뇌의 고른 발달을 볼 수 있게 됩니다.

미술치료

미술활동은 인간이 성장해 가면서 인간의 전 영역(심리적 · 정서적 영역 등)에 걸쳐 큰 영향을 미칩니다. 이러한 미술이 가지는 속성이 담긴 상담기법이 바로 미술치료입니다.

미술치료는 미술과 심리학의 결합이라고 할 수 있습니다. 즉, 언어로 자신의 감정을 이야기하는 것이 어려운 아동이나 어르신의 경우, 그리기나 만들기를 통해 정서를 표출할 수 있습니다. 특히, 심리적 충격을 받았거나 외상 후 스트레스를 겪은 사람들은 미술활동을 통해 감정의 정화를 경험하게 됩니다.

이 책에선 미술치료 중에서도 어르신들을 대상으로 하는 색칠하기를 다루고 있습니다.

2. 색칠하기

2-1. 화 투

화투는 열두 달을 상징하는 화초가 그려진 그림카드를 가지고 노는 놀이입니다. 명칭이나 우리나라에 전래된 과정에 대해서는 정확히 알려진 것은 없습니다. 다만 포르투갈의 '카르타(carta)라는 딱지'가 포르투갈 상인들이 일본과 무역을 하면서 전한 것으로 알려져 있습니다. 일본인들은 이것을 본떠 하나후다(花札)라는 것을 만들어 놀이 겸 도박을 했고, 조선조 말엽 또는 일제 강점기 이후에 우리나라로 들어와 현재까지 이어진 것입니다.

화투에는 1년 열두 달을 상징하는 화초 그림이 그려져 있고, 월별로 각각 4장씩, 총 48장으로 구성되어 있습니다. 각각의 그림에는 일본 고유의 세시풍속, 월별 행사, 풍습, 의식 그리고 교훈 등이 담겨 있습니다.

2-2. 색칠하는 방법

다음 페이지부터는 1년 열두 달을 나타내는 화초의 그림이 순서대로 그려져 있습니다. 짝수 페이지에는 화초의 그림과 설명이 있고, 홀수 페이지는 짝수 페이지 화투를 따라 그리고 색칠할 수 있게 되어 있습니다. 색칠하는 방법은 왼쪽의 화투 그림을 보면서 똑같이 밑그림에 색을 칠하시면 됩니다. 색을 달리하였을 경우 4장씩의 화투의 색을 통일성 있게 칠하셔도 됩니다. 그러나 정해진 규칙은 없습니다. 단조로운 그림에는 색종이를 잘라 붙여보시는 것도 좋습니다.

2-3. 화투의 구성

- 1월(정월): 솔(송학)

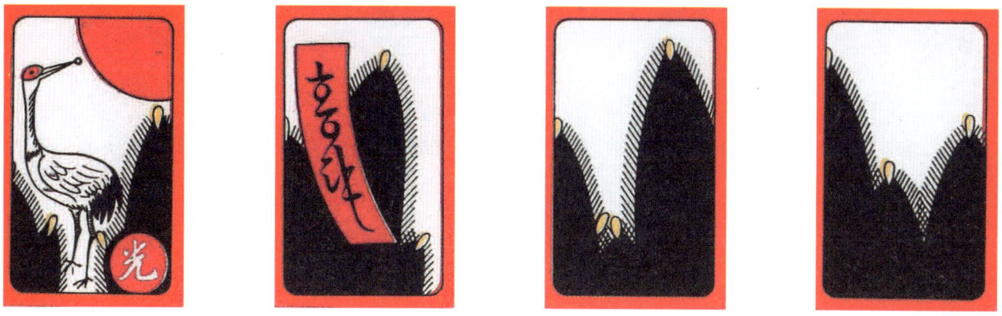

- 2월: 매화(매조)

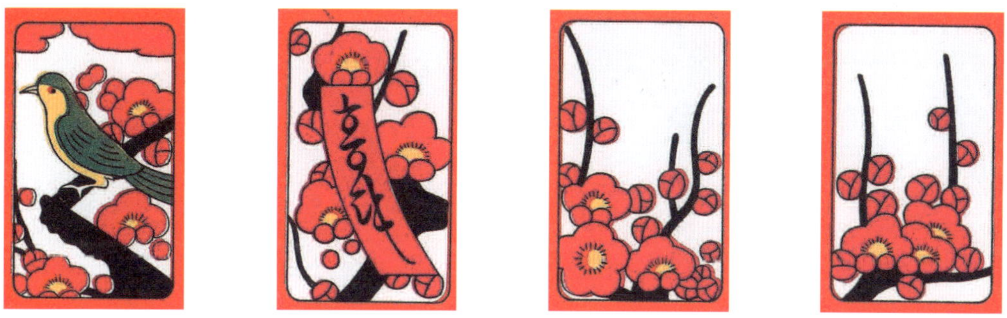

- 3월: 벚꽃

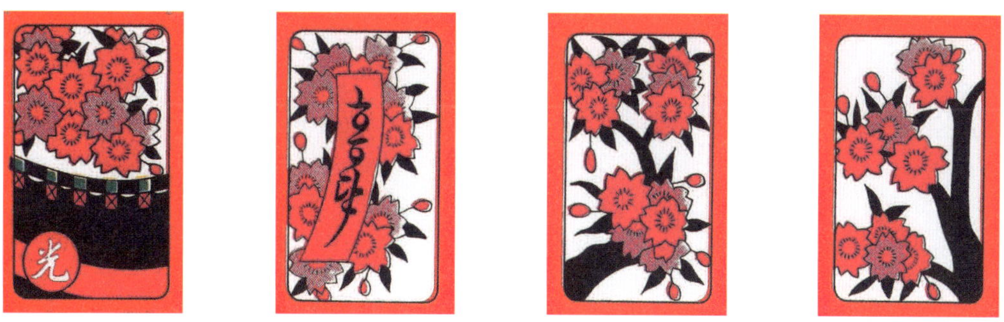

- 4월: 등나무

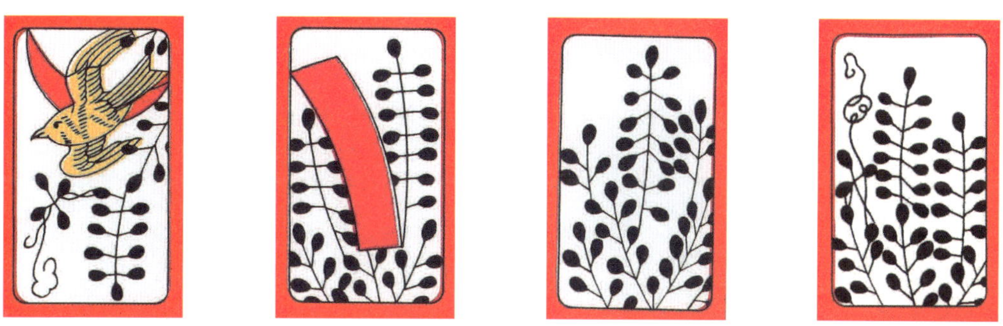

- 5월: 꽃창포

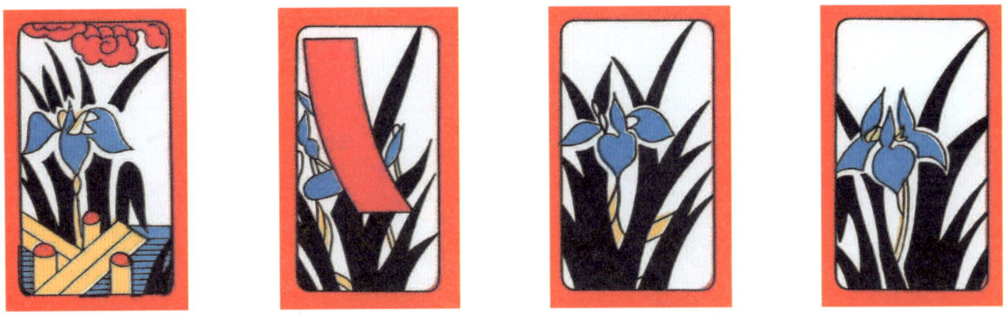

- 6월: 목단

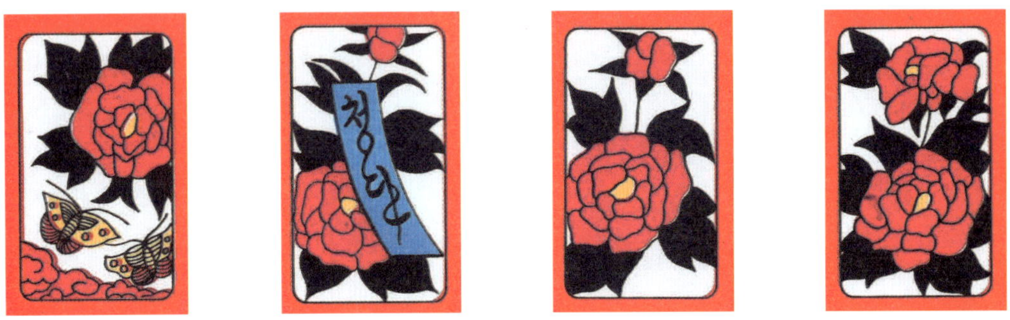

- 7월: 홍싸리

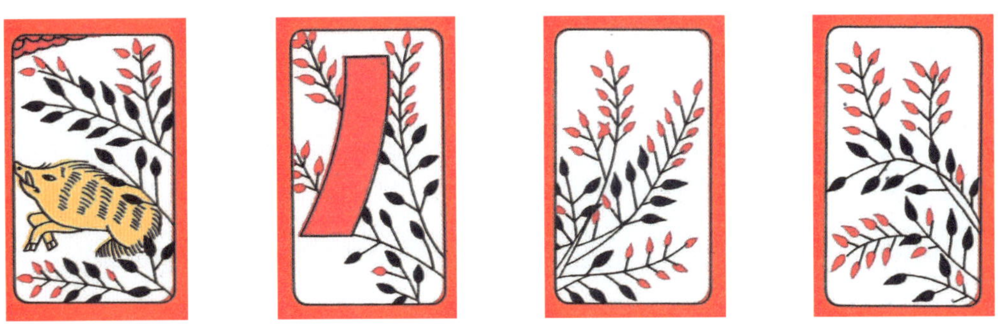

- 8월: 공산명월

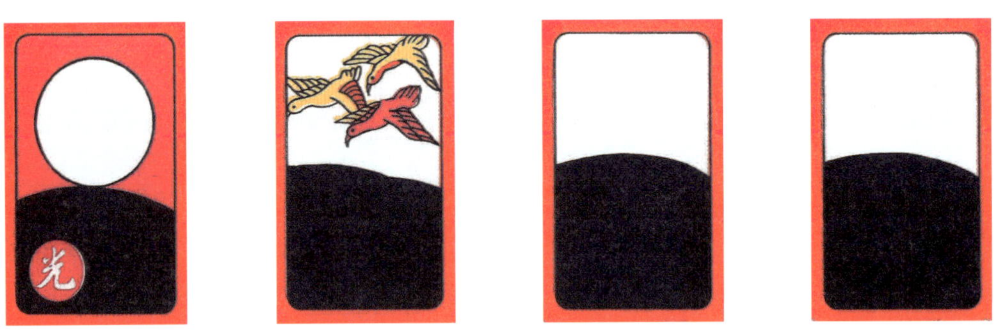

- 9월: 국화

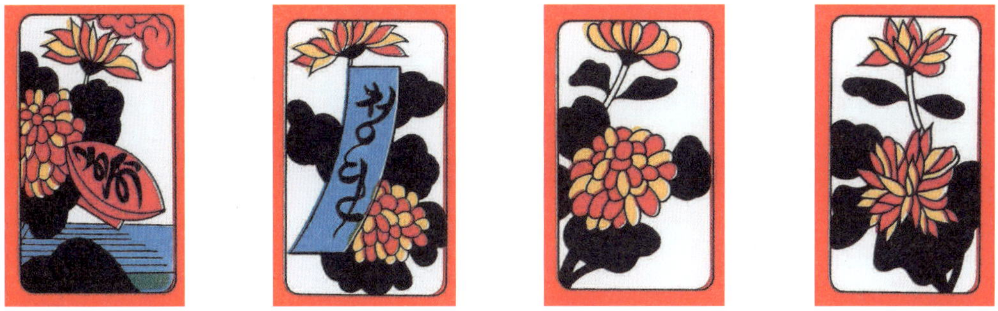

- 10월: 단풍

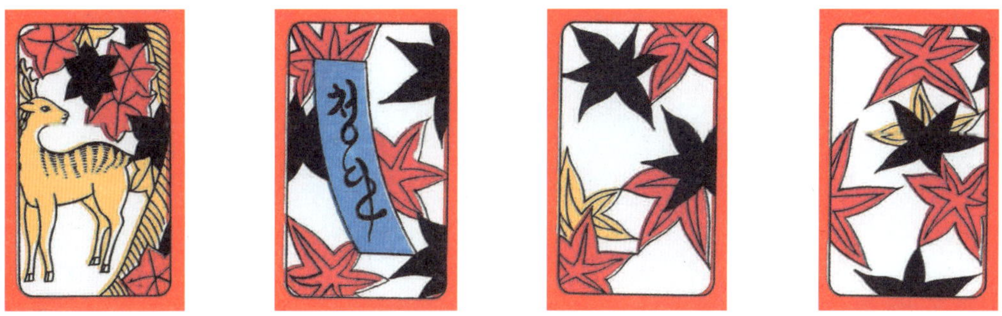

- 11월: 오동

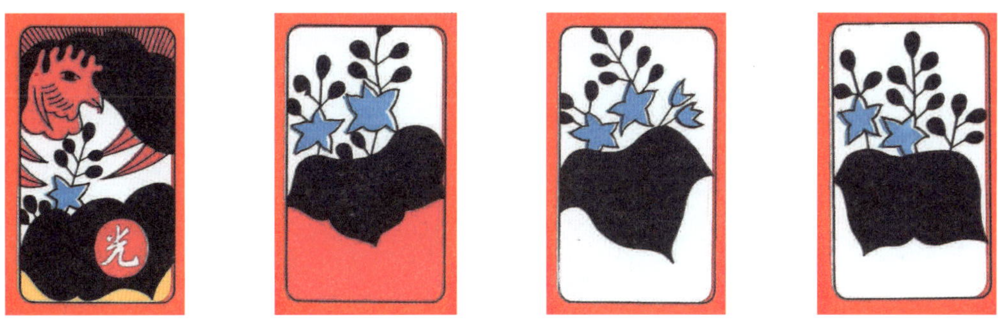

- 12월: 비(雨)

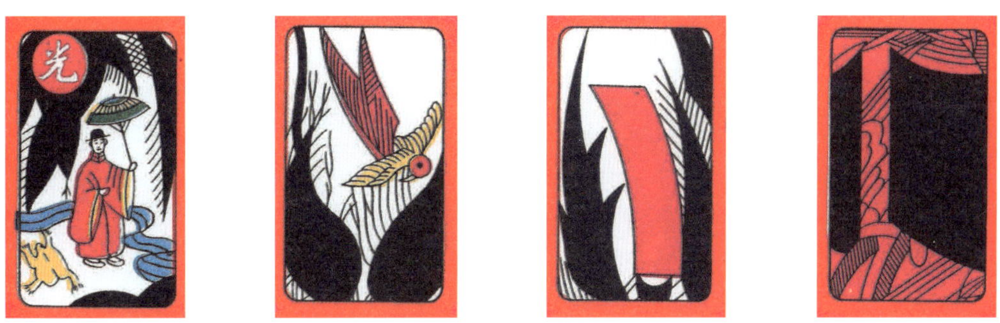

1월 솔(송학) : 광

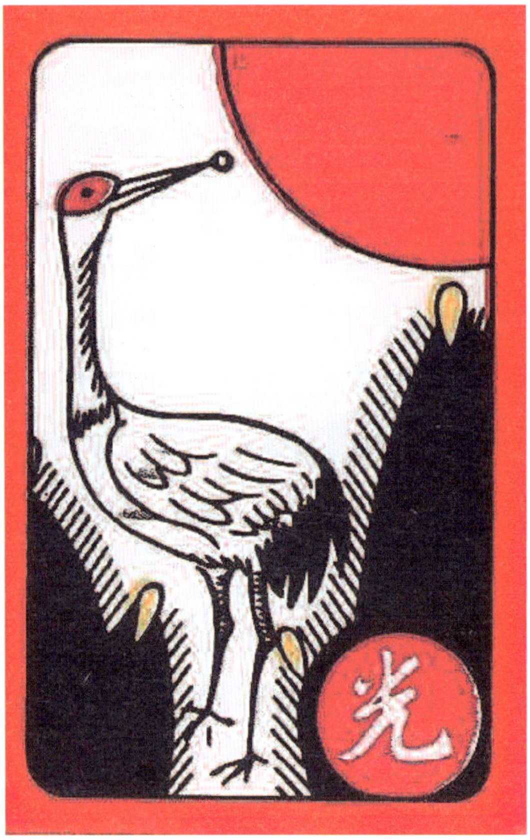

붉은 태양은 새해 떠오르는 태양을, 학은 무병장수와 가족 건강의 염원을 나타낸다. 즉 새해 복을 맞이하며 소나무처럼 번성하라는 뜻이 담겨 있으며, 가족의 복과 건강을 기원하는 마음이 담겨 있다.

소나무 잎은 각기병, 소화불량 또는 강장제로, 꽃은 이질에, 송진은 고약의 원료로 쓰인다. 사시사철 푸르름이 변하지 않는 소나무는 마음을 안정시켜주는 녹색과로 사람들에게 평화로움을 주는 나무이기도 하다.

* 화투에 대한 설명은 한국민속대사전 등을 참고로 하였습니다.

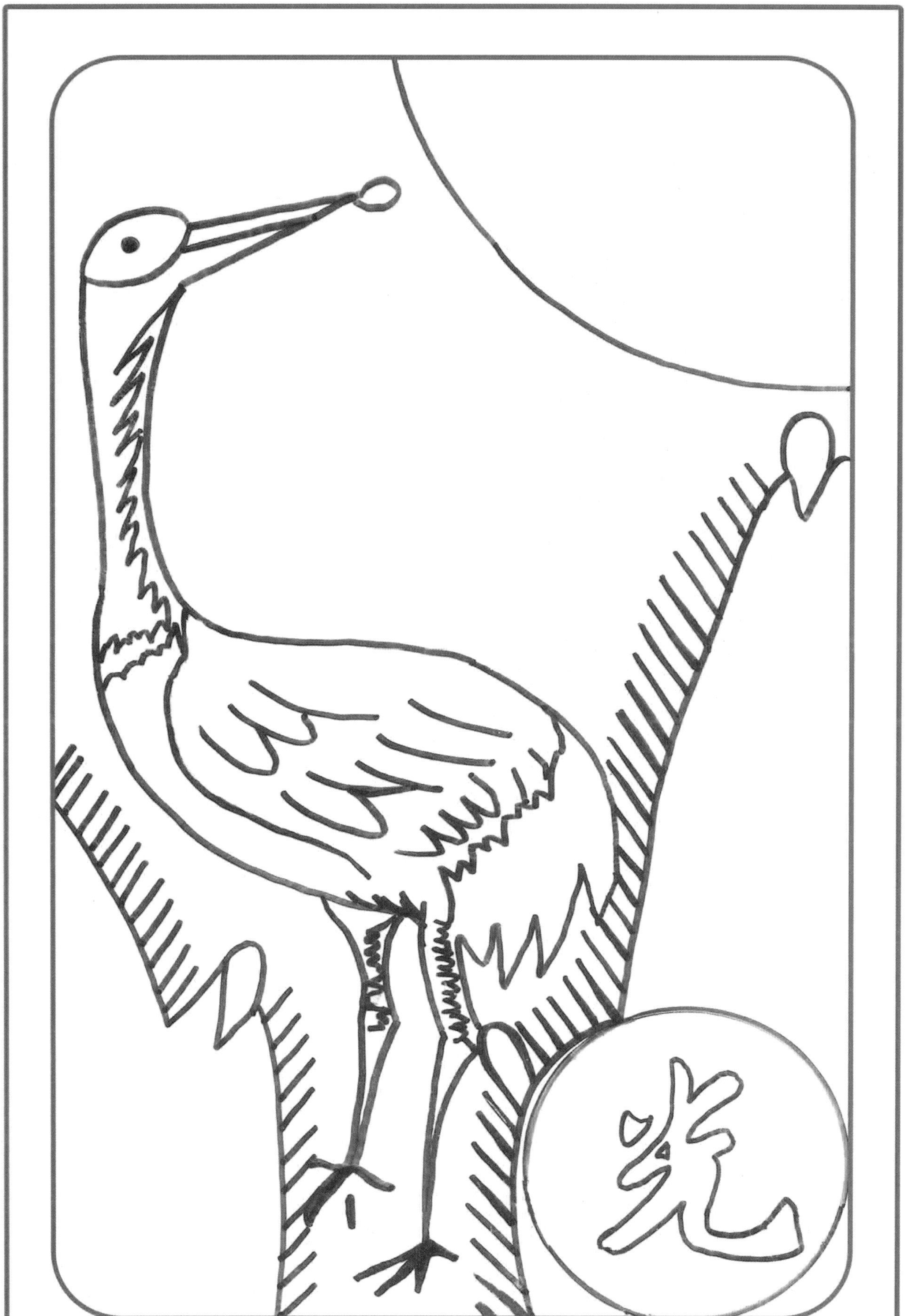

1월 솔(송학) : 띠

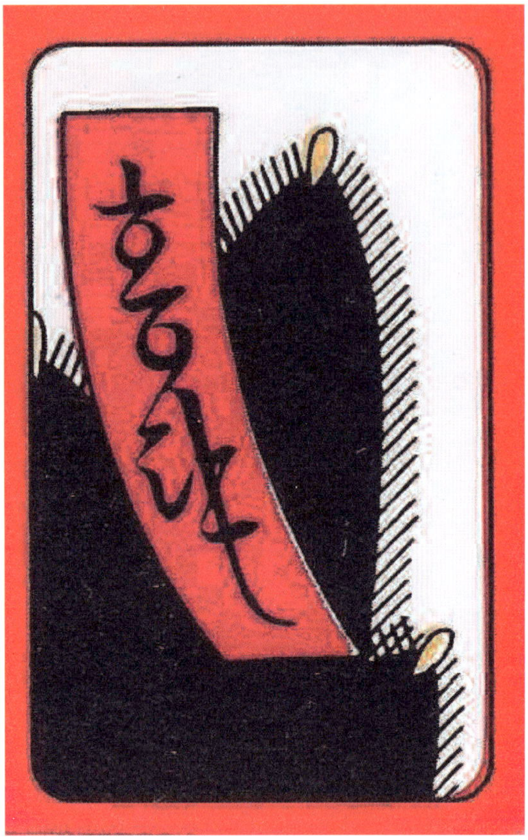

솔 띠에는 홍단이 있는데 일본에서 빨간색은 좋은 일을 뜻합니다.
홍단은 1월, 2월, 3월에 있습니다.
새해맞이와 매실축제, 벚꽃축제 등 일본인들이 좋아하는 달입니다.

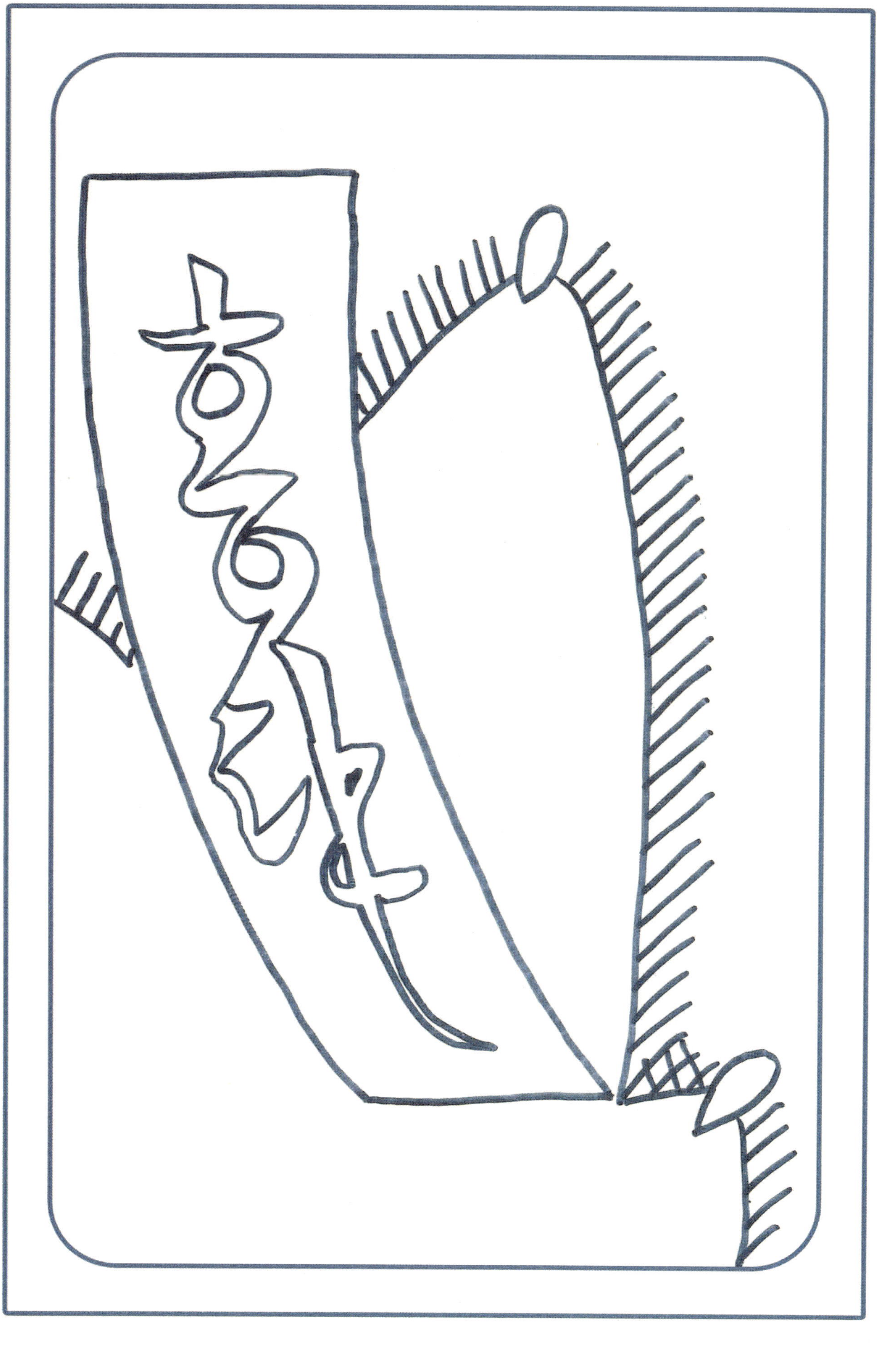

1월 솔(송학) : 피1

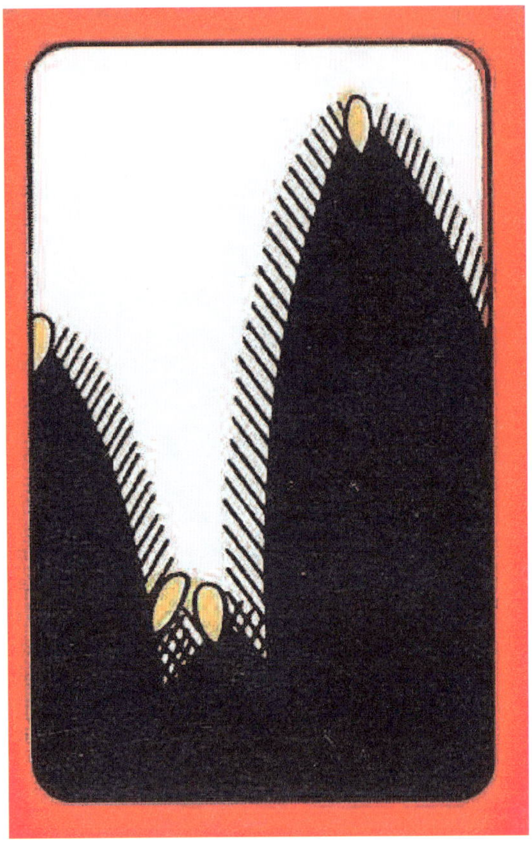

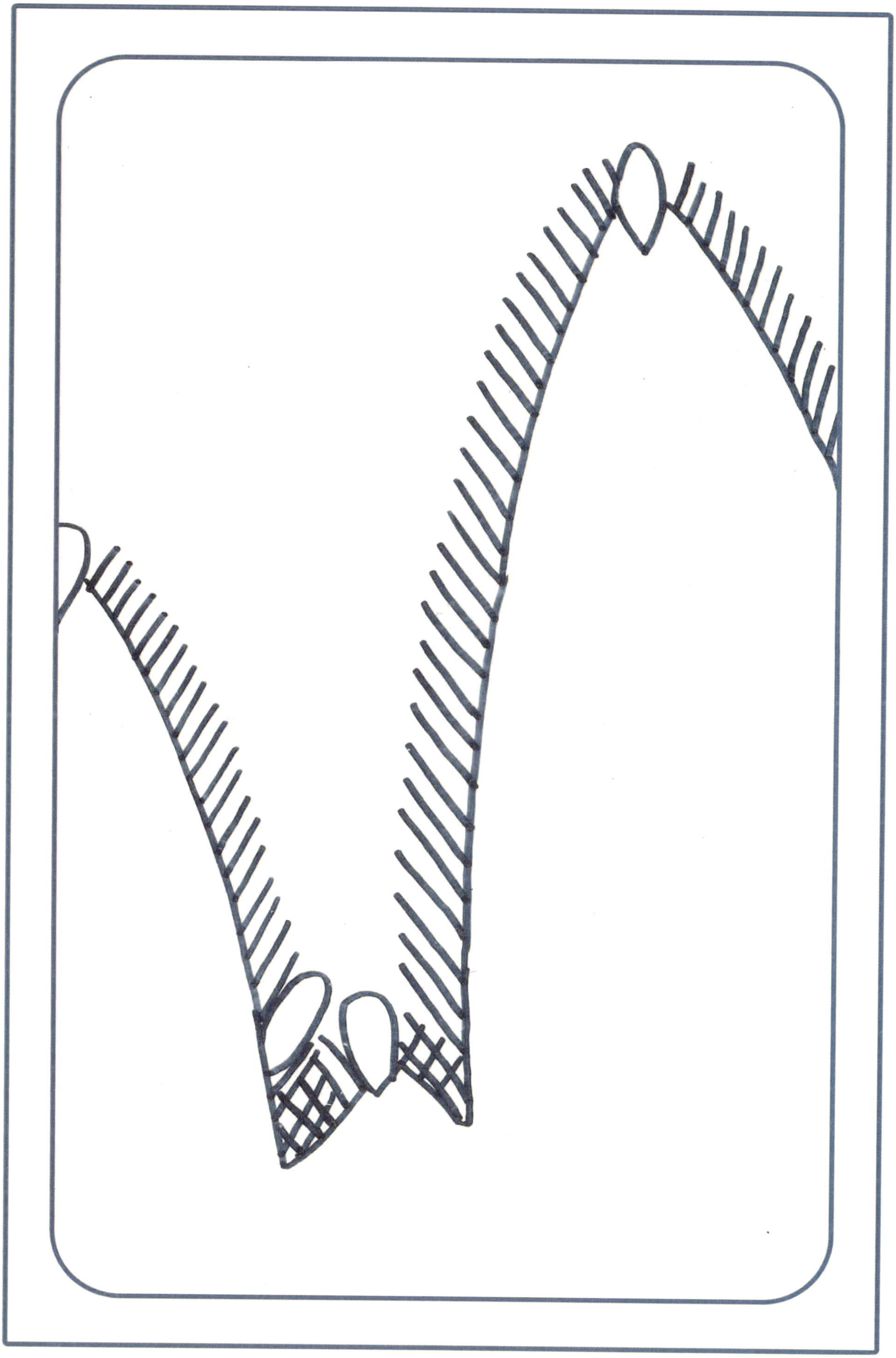

1월 솔(송학) : 피2

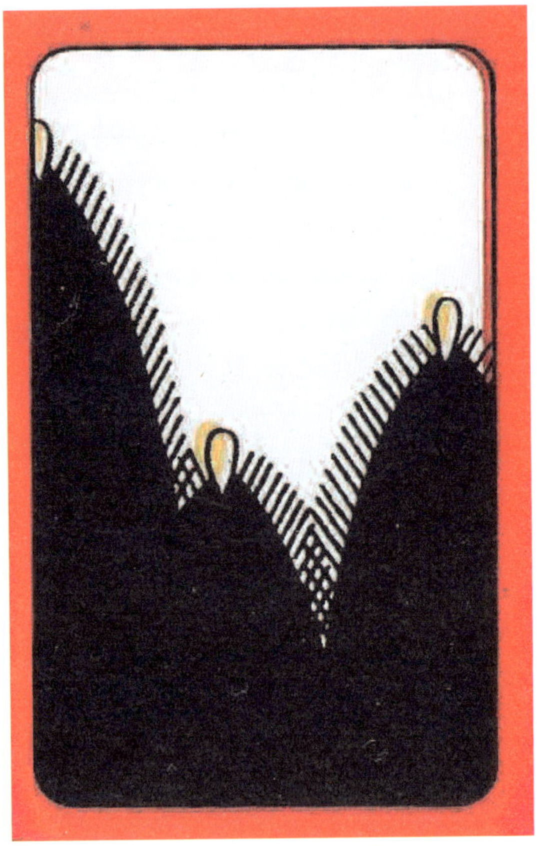

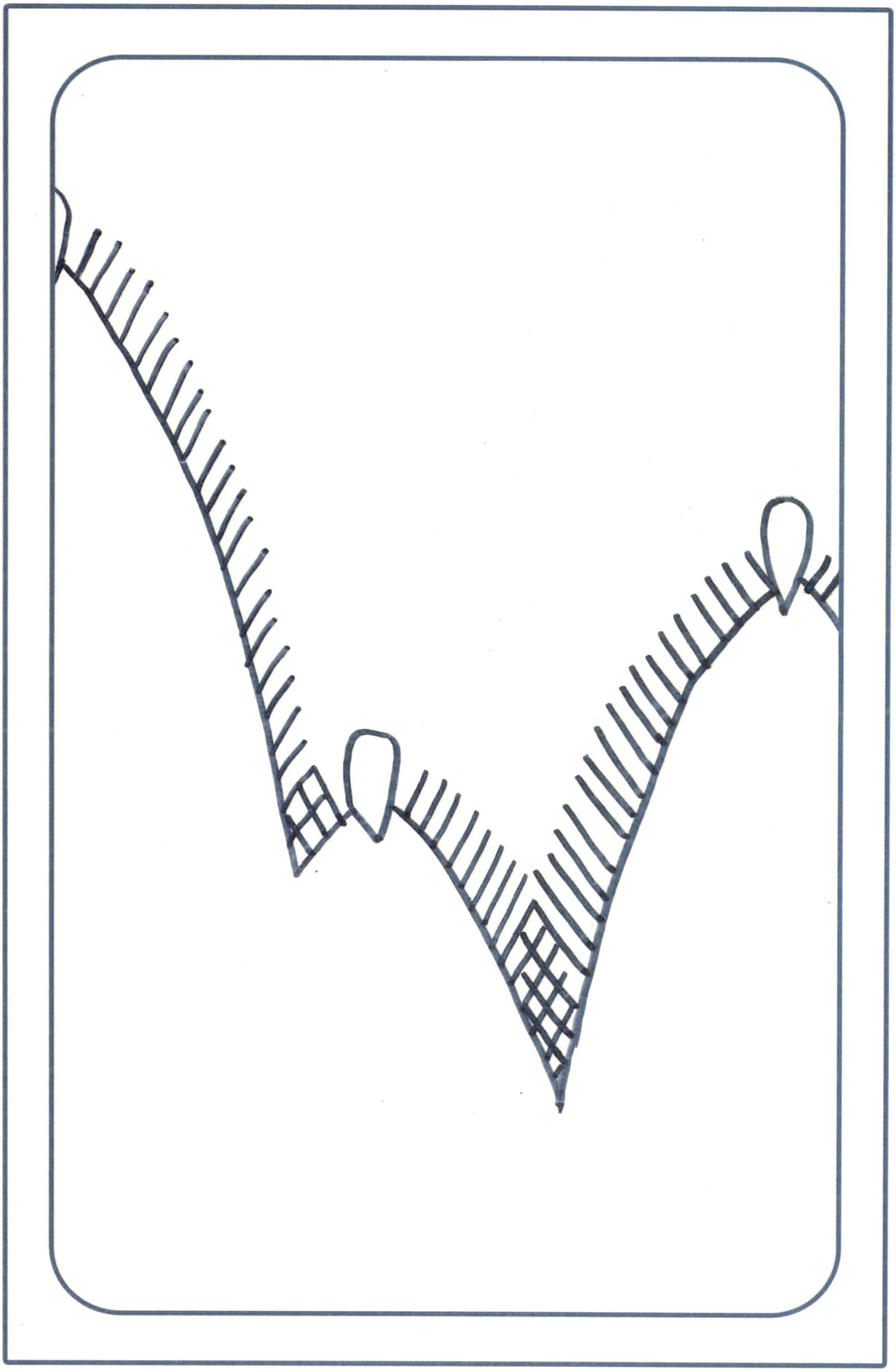

2월 매화(매조) : 열(고도리)

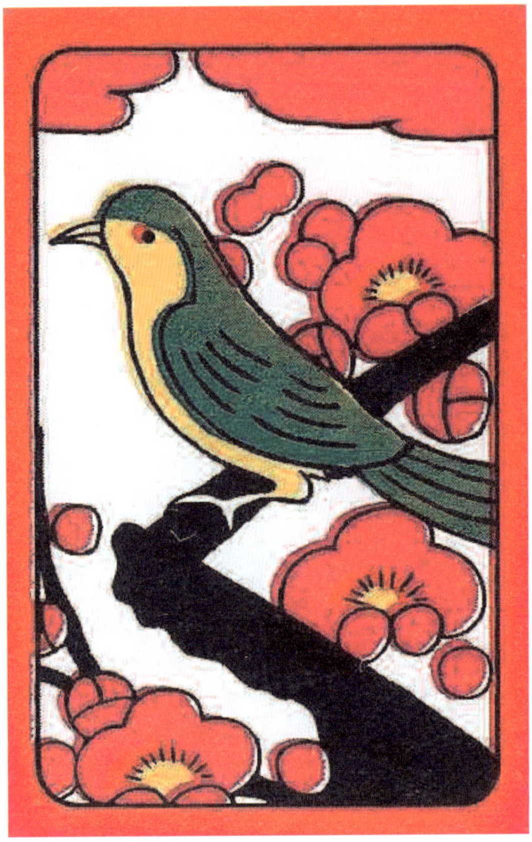

2월, 일본에서는 매화축제가 열린답니다. 꽃도 꽃이지만, 열매 또한 일본에서는 입맛을 돋우기 위해 절여서 많이 먹습니다.

매화나무에 앉아 있는 꾀꼬리 역시 일본에서 초봄을 상징하는 새랍니다.

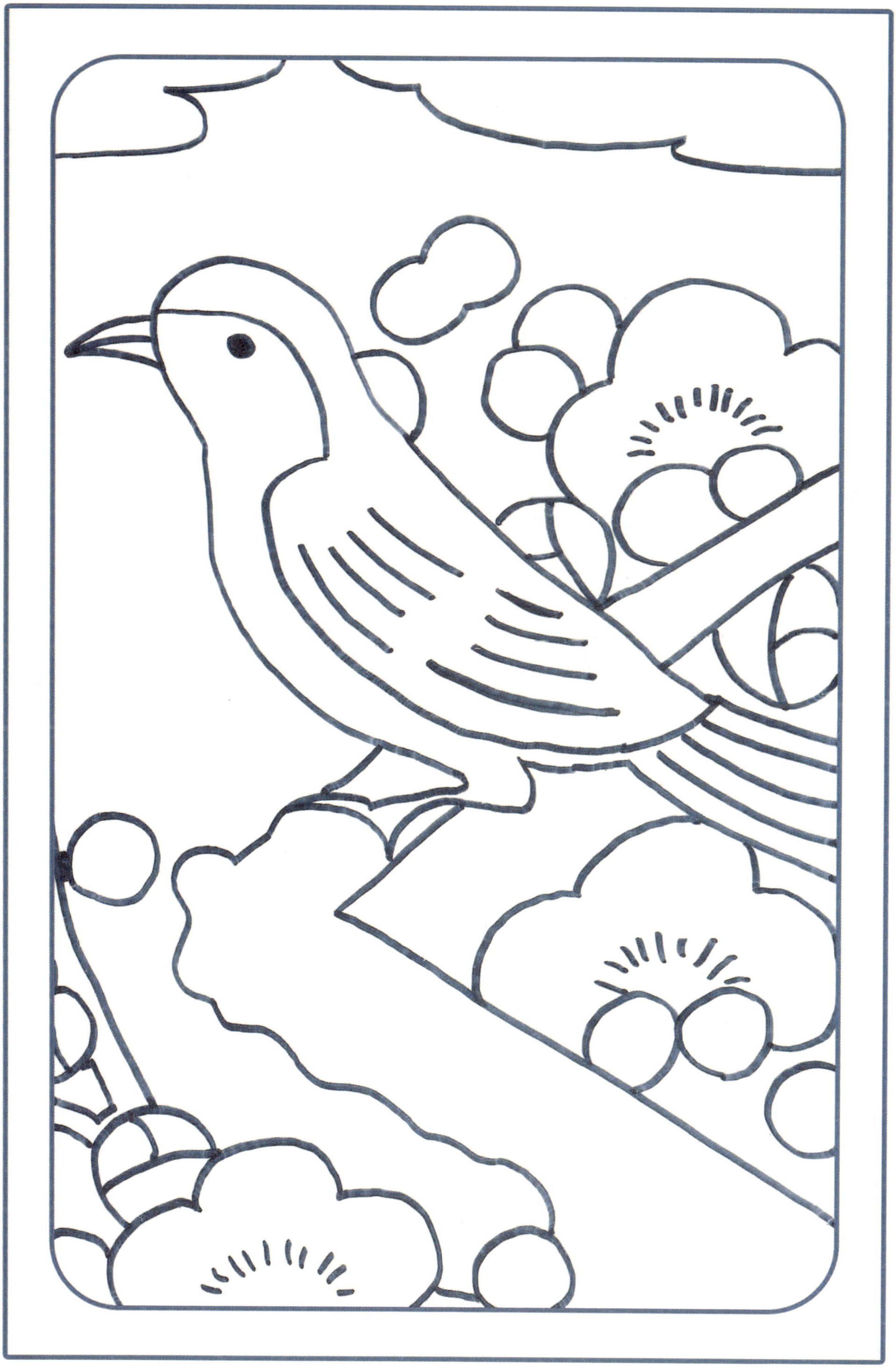

2월 매화(매조) : 띠

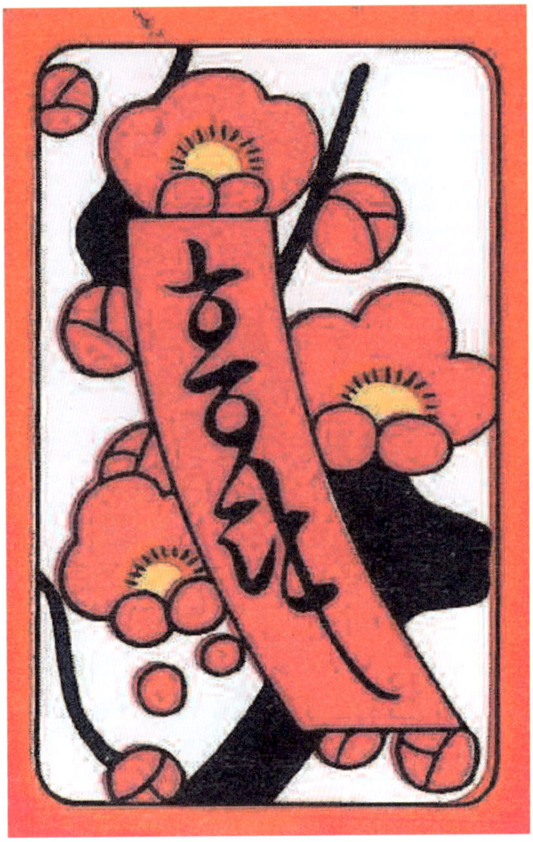

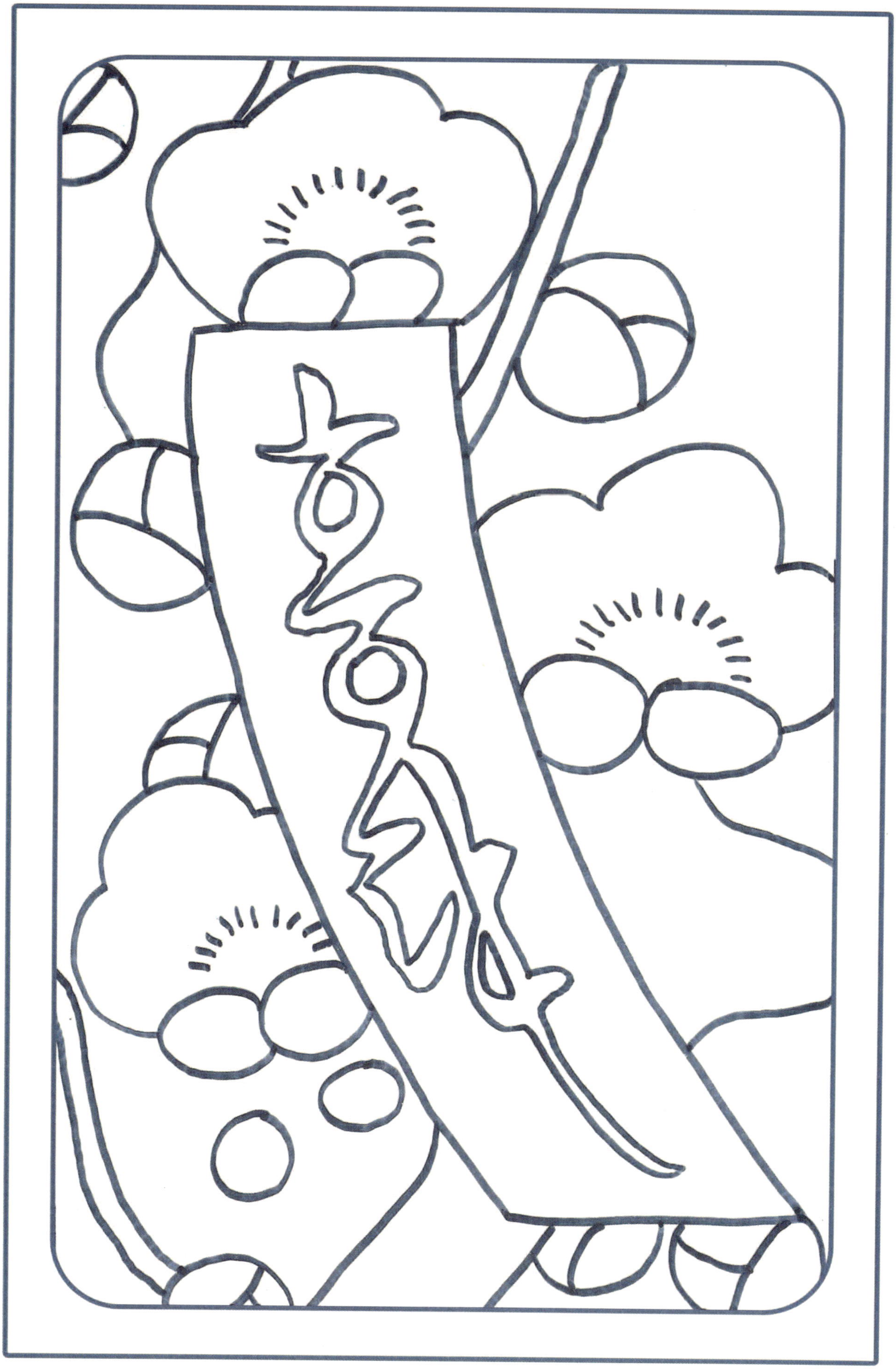

2월 매화(매조) : 피1

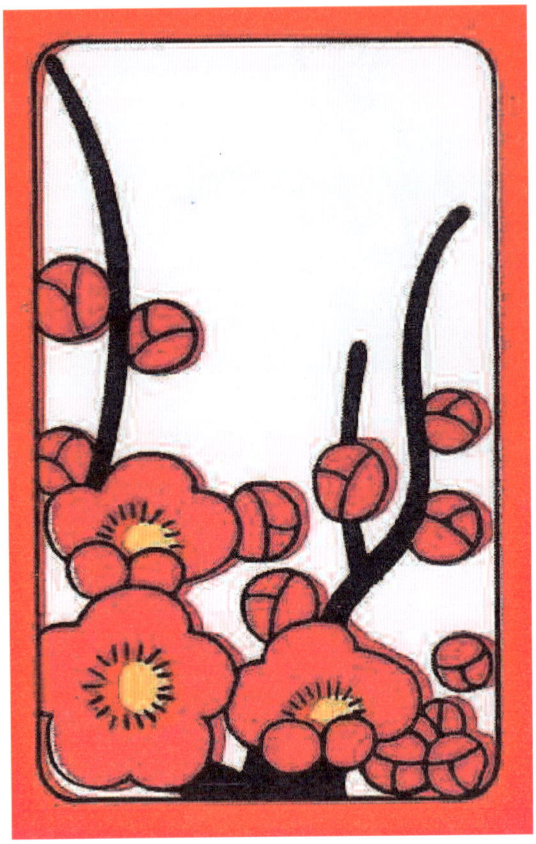

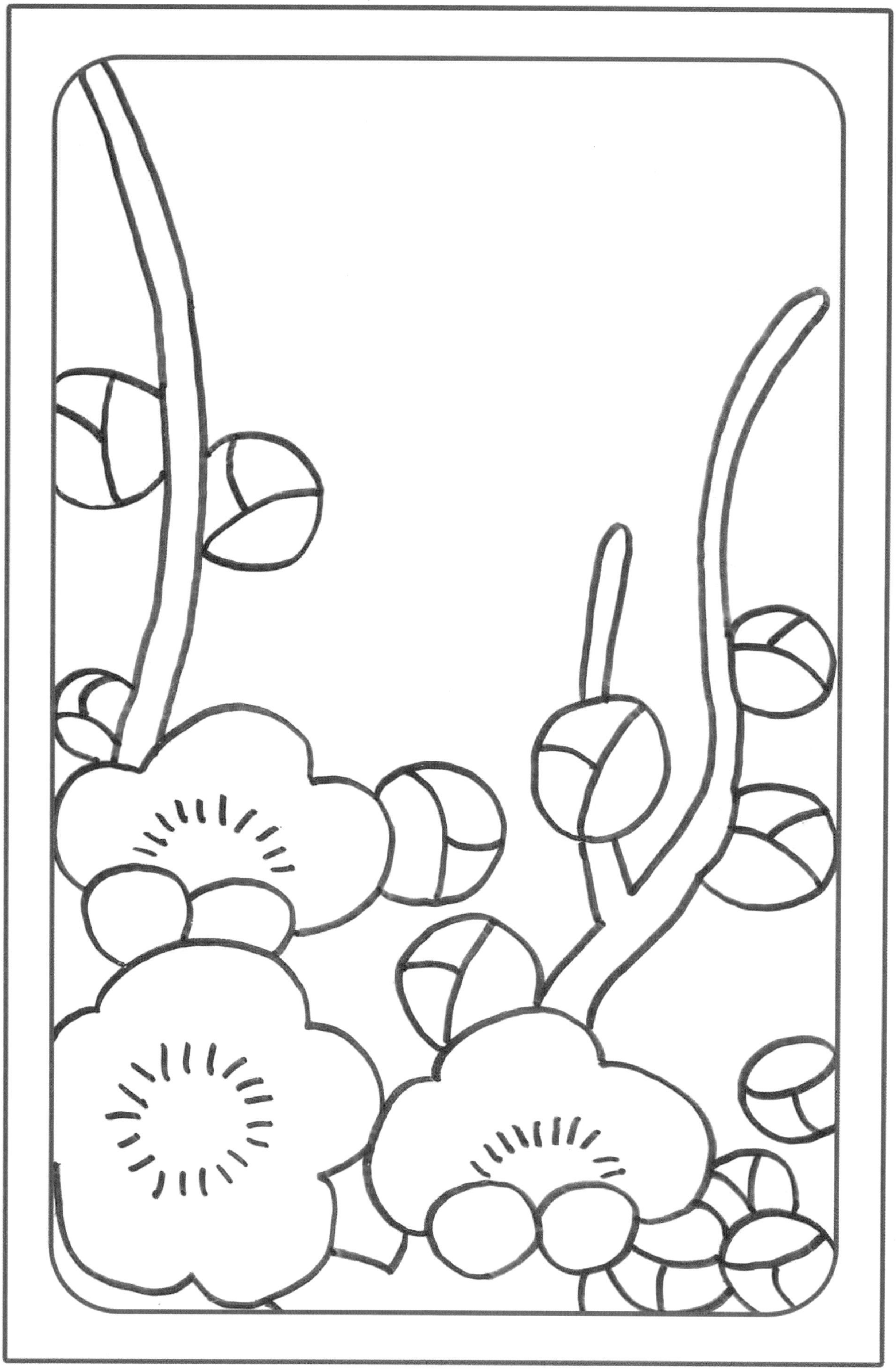

2월 매화(매조) : 피2

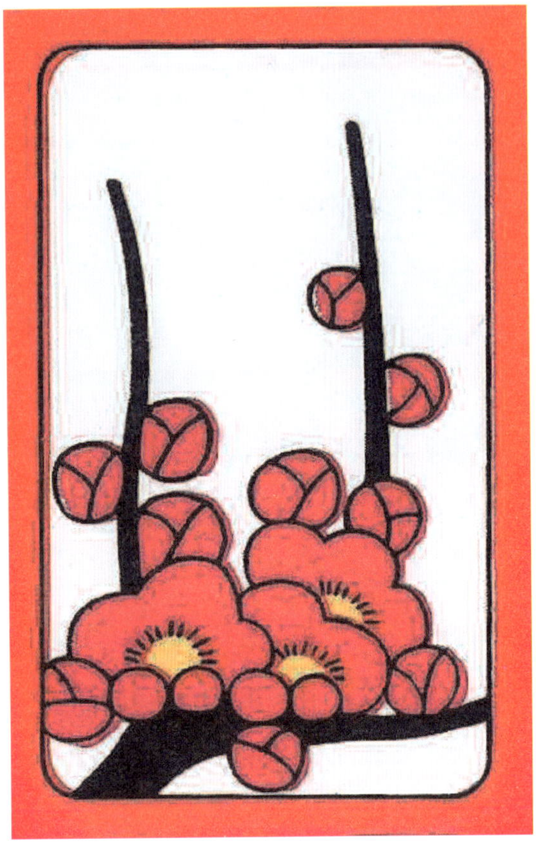

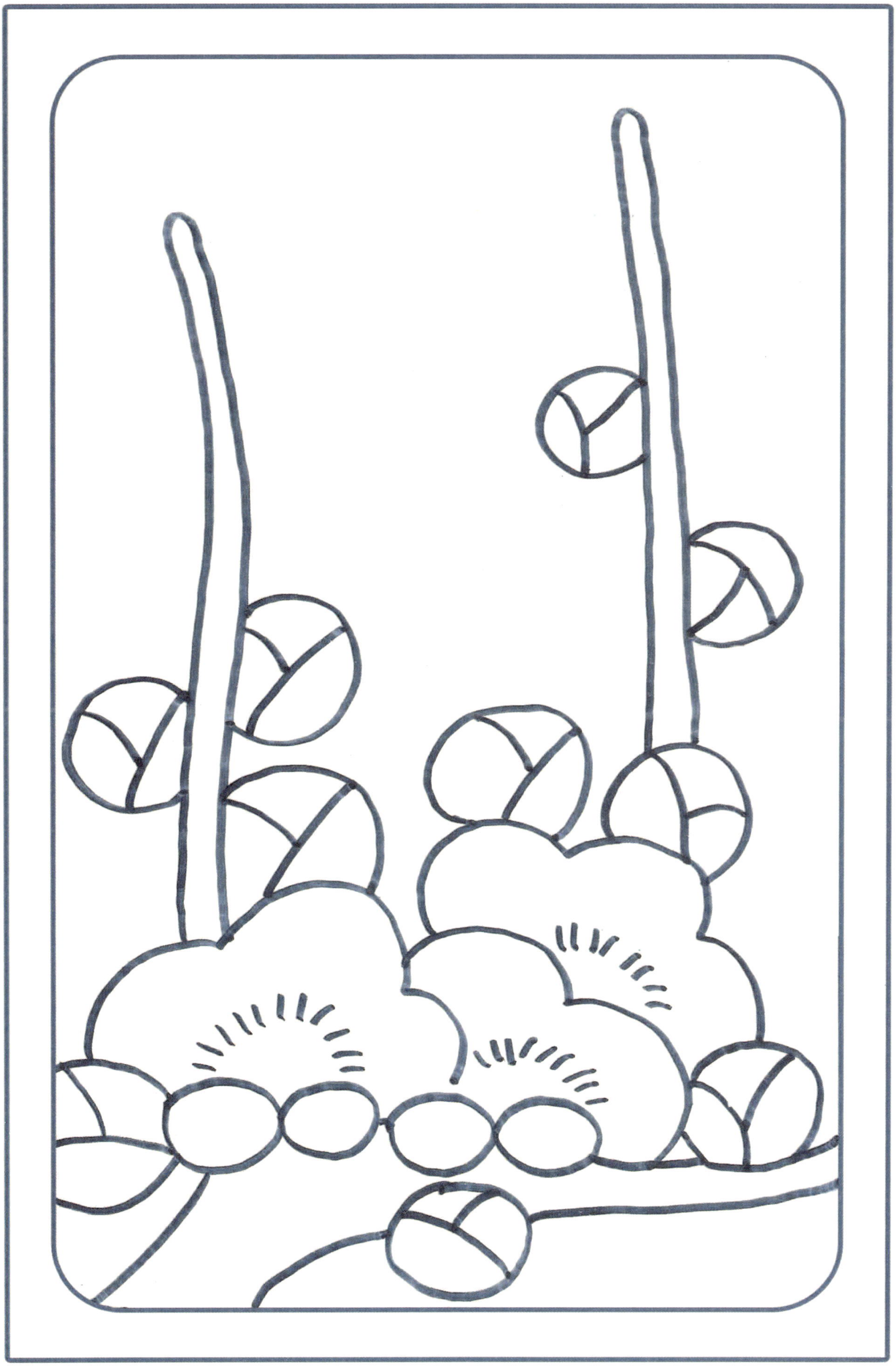

3월 3월 – 벚꽃 : 광

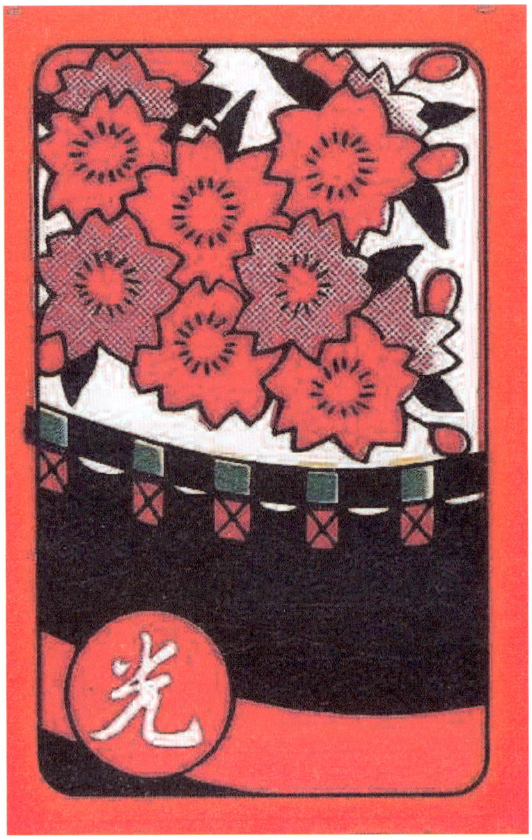

3월에는 벚꽃이 만발하게 피면서 벚꽃축제 또한 최고의 절정에 이른다. 겨울 내내 움츠렸던 시간이 지나고 음력 3월이 되면 하얗게 핀 벚꽃을 구경하기 위해 이름난 곳을 찾아다닌다. 대표적으로 하동 화계 쌍계사의 십리 벚꽃길, 전주에서 군산까지 전군가도, 진해 군항제, 서울 윤중로 등이 유명하다.

* 벚꽃차 만드는 방법

벚꽃을 따서 물에 살짝 씻은 다음 물기를 빼고 소금물 10%에 병에 담아 보관한다.

식초나 매실초를 약간 넣으면 맛이 좋아진다.

* 벚꽃의 효능: 숙취해소, 식중독, 신염, 당뇨, 무좀, 습진, 기침에 효과

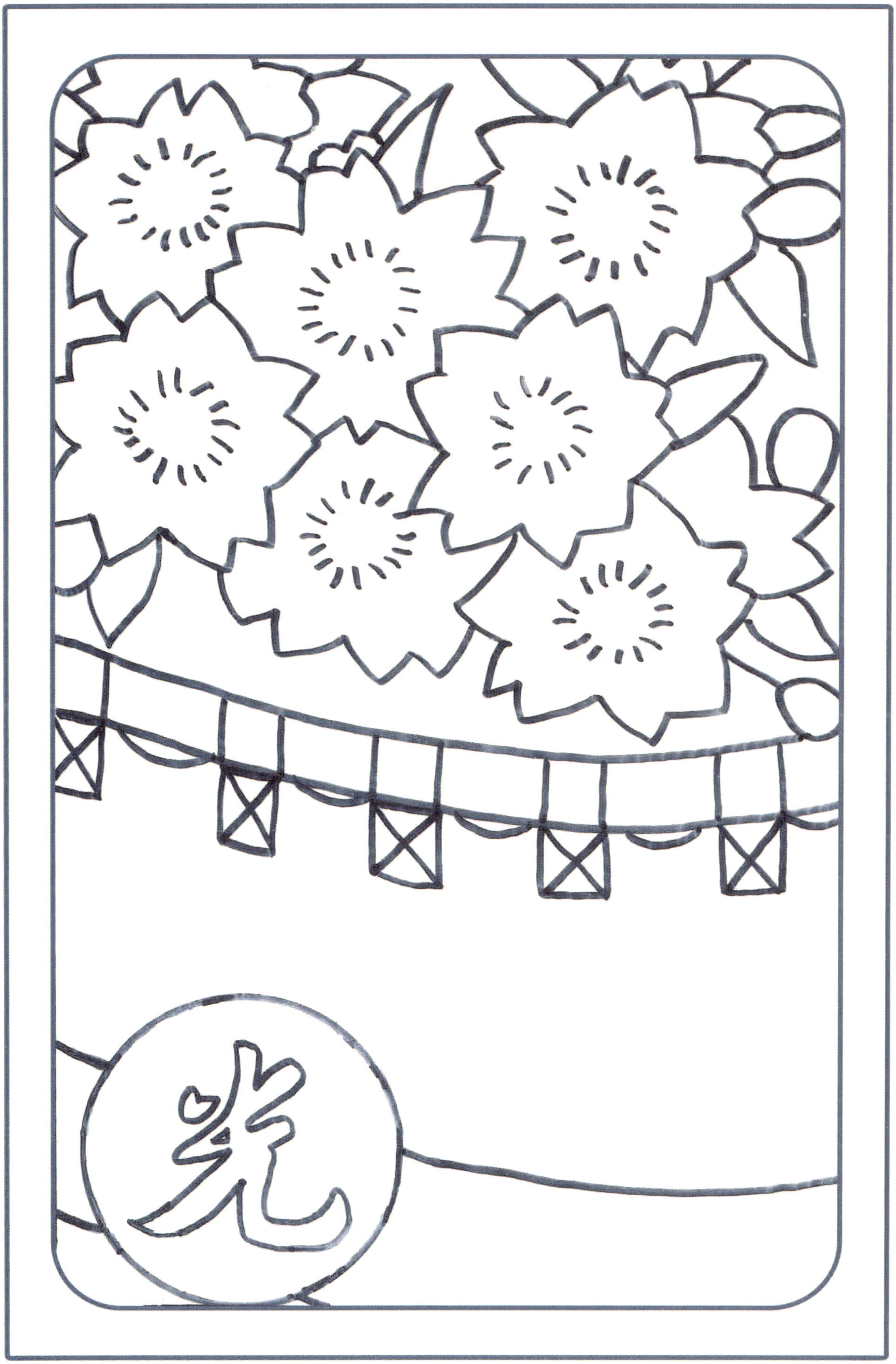
光

3월 벚꽃 : 띠

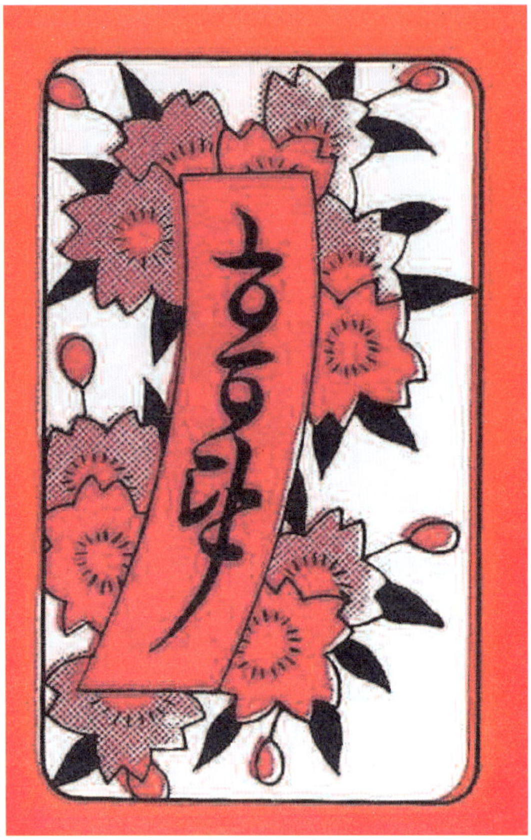

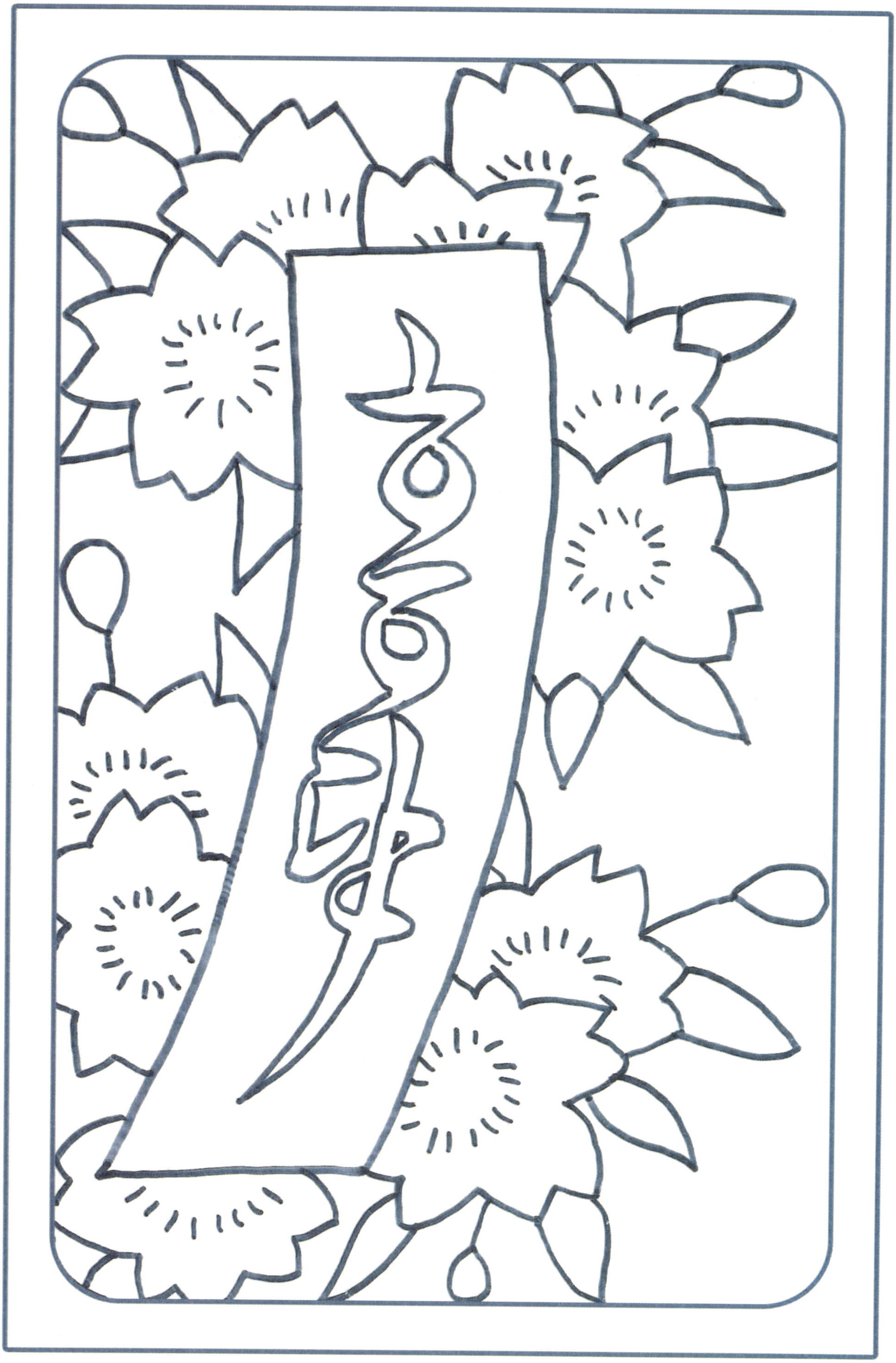

3월 벚꽃 : 피1

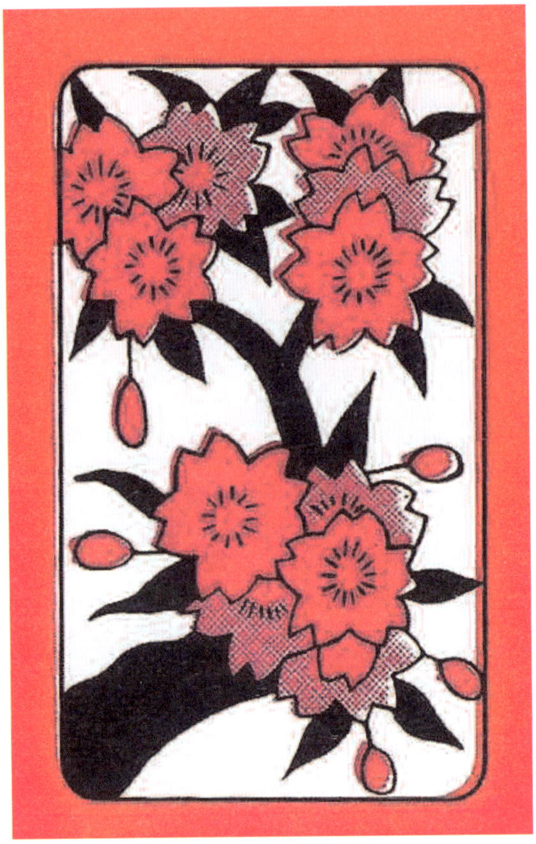

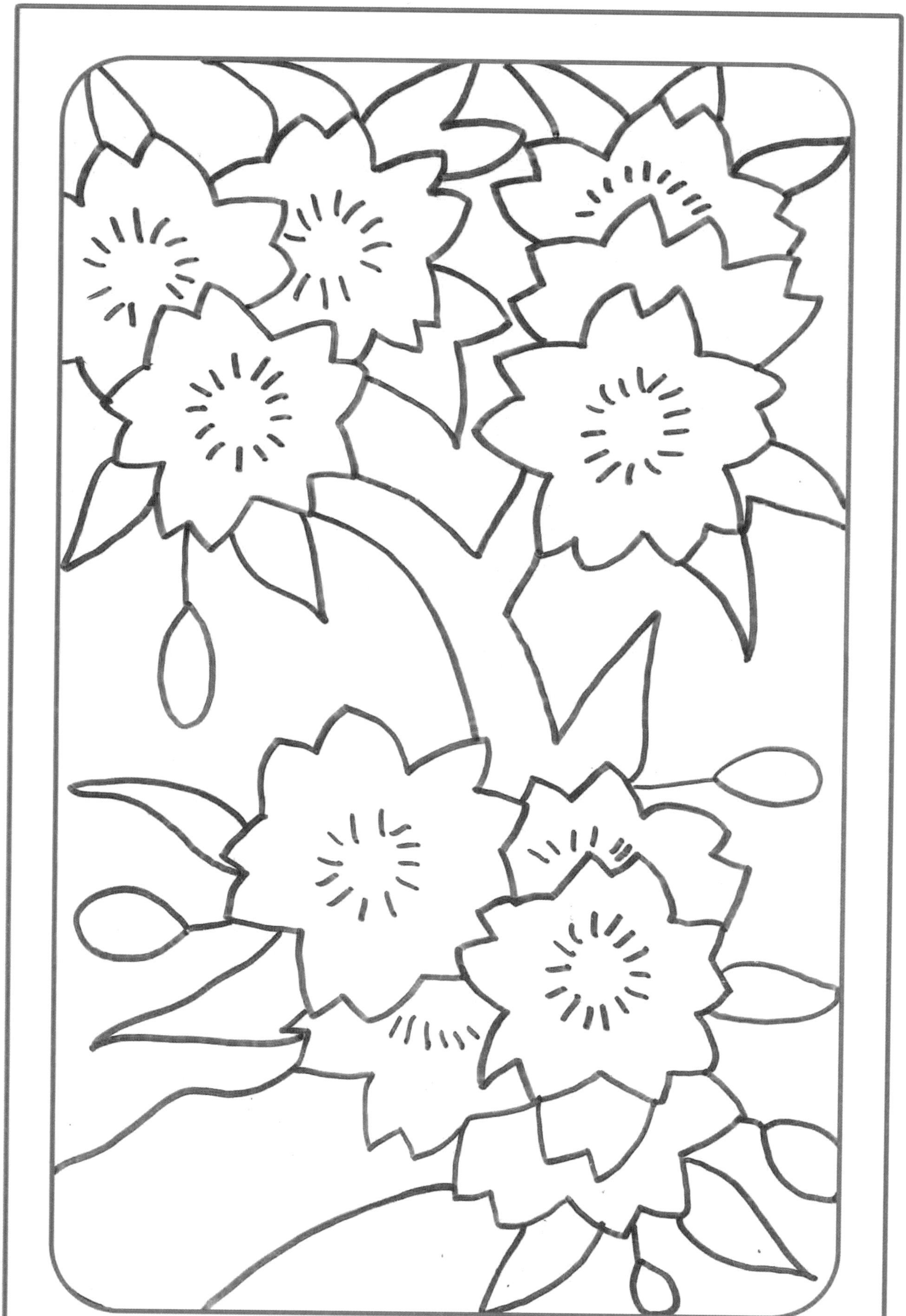

3월 벚꽃 : 피2

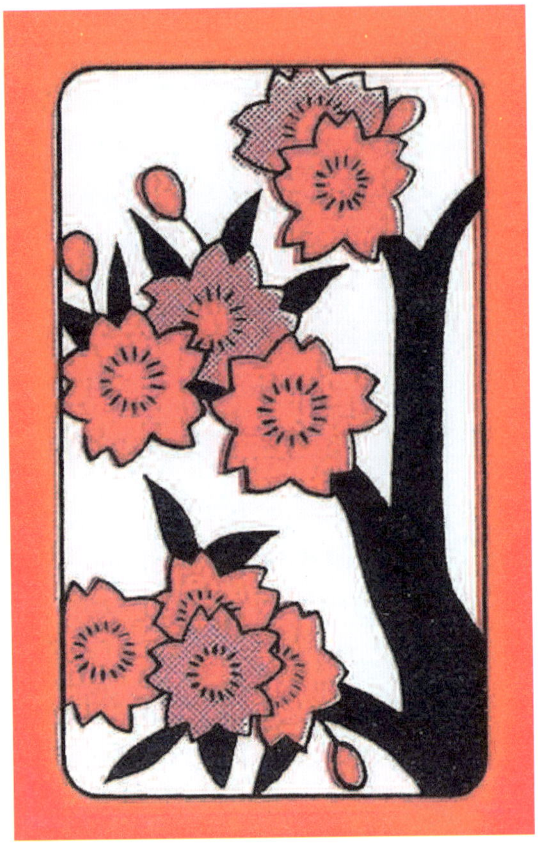

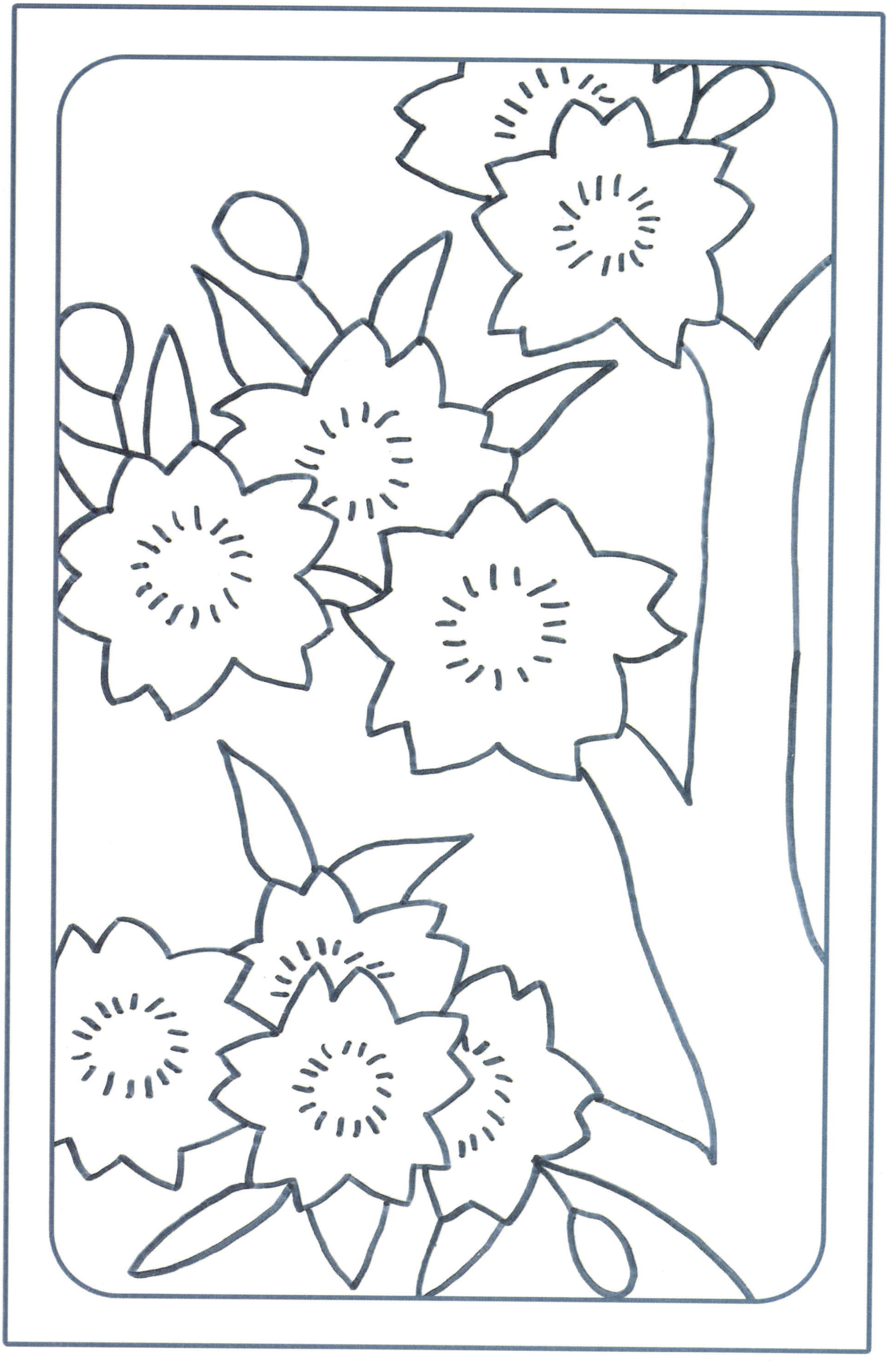

4월 등나무 : 열(고도리)

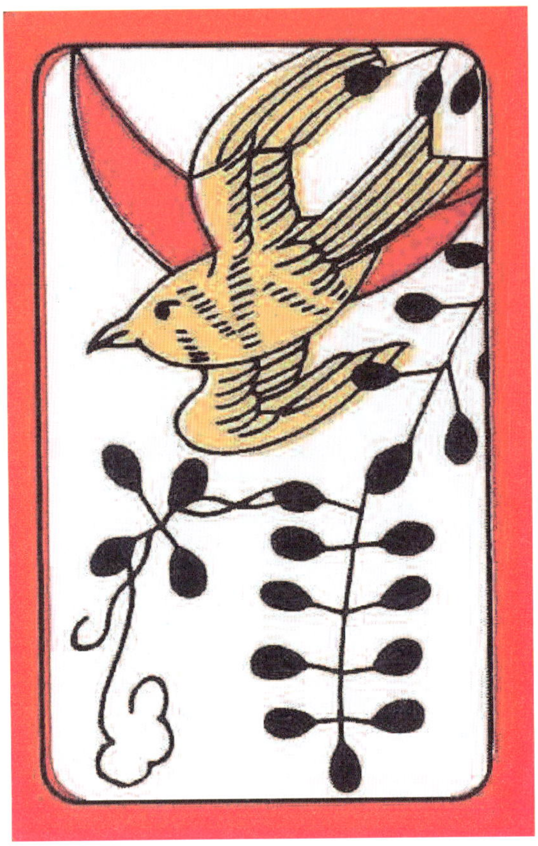

이 문양을 흑싸리로 알고 있는 사람들이 많지만, 정확하게 말하자면 등나무의 줄기와 잎을 그린 것입니다.

일본에서 4월에는 등나무 꽃 축제가 열리는데, 등나무는 가문의 문장으로도 자주 사용되는 매우 친숙한 나무랍니다.

등나무는 일본에서 여름을 상징하는 전통시의 시어(詩語)로 쓰이는 데 열자리에 그려져 있는 두견새 역시 일본에서 시제(詩題)로 자주 등장합니다.

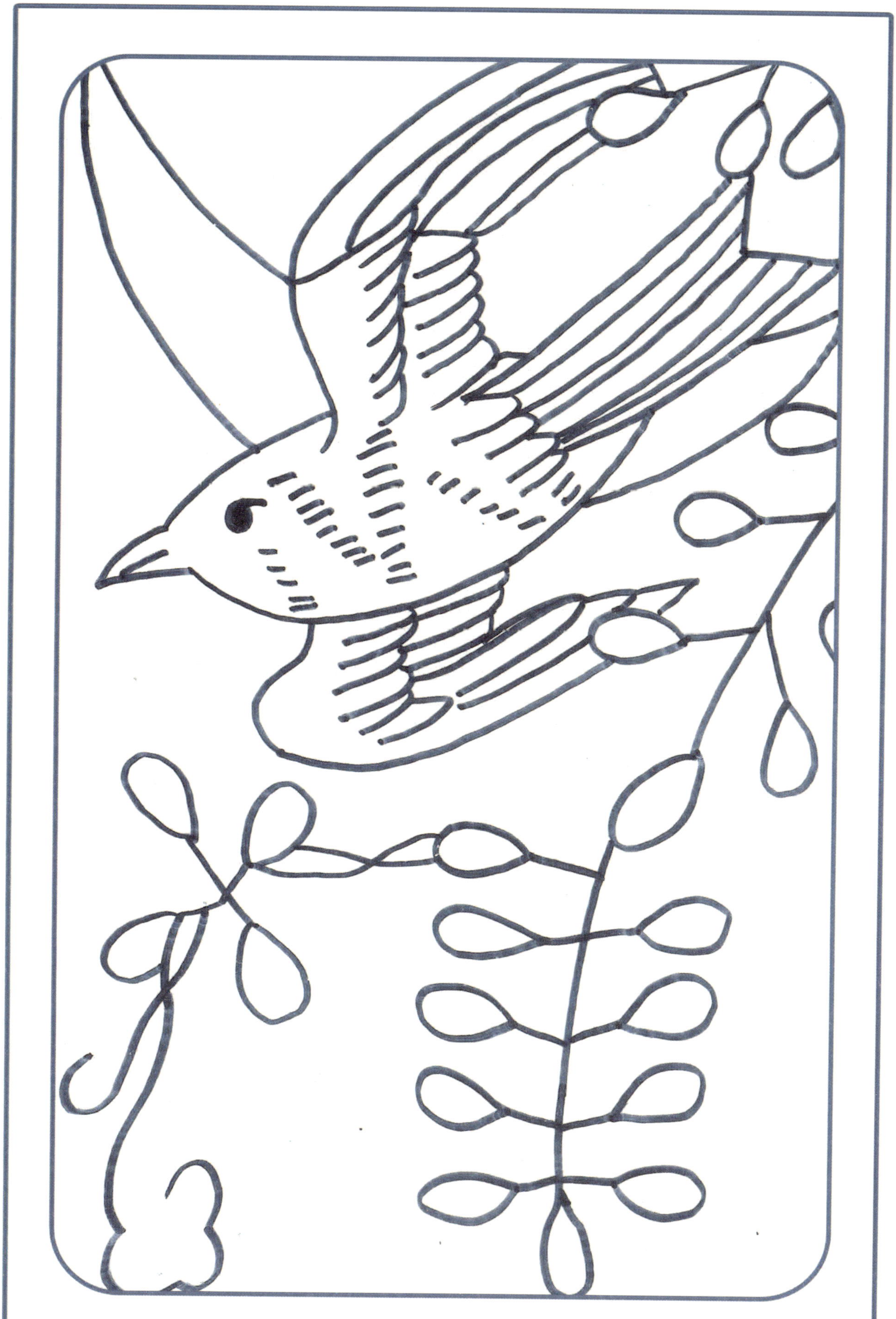

4월 등나무 : 띠

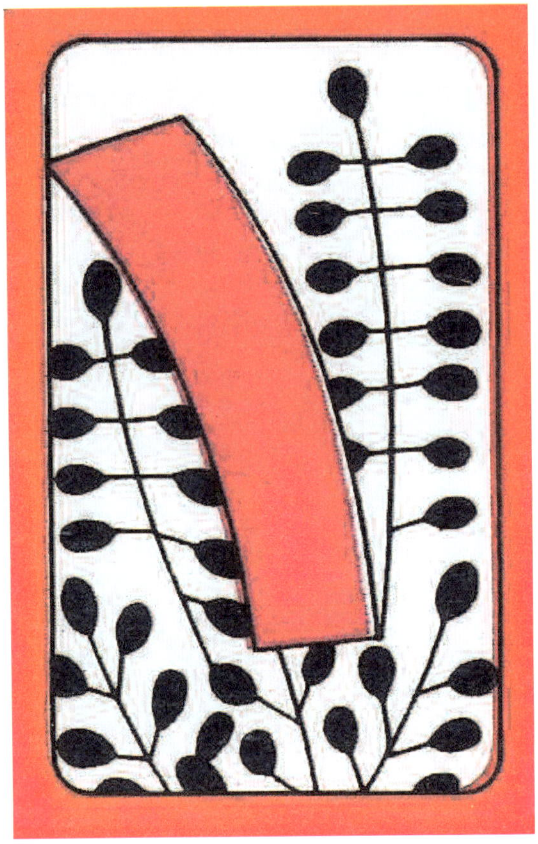

등나무 띠는 초단이라 부르는데 이 단색은 일본의 전통 시구를 적는 종이 색깔이라고 합니다.

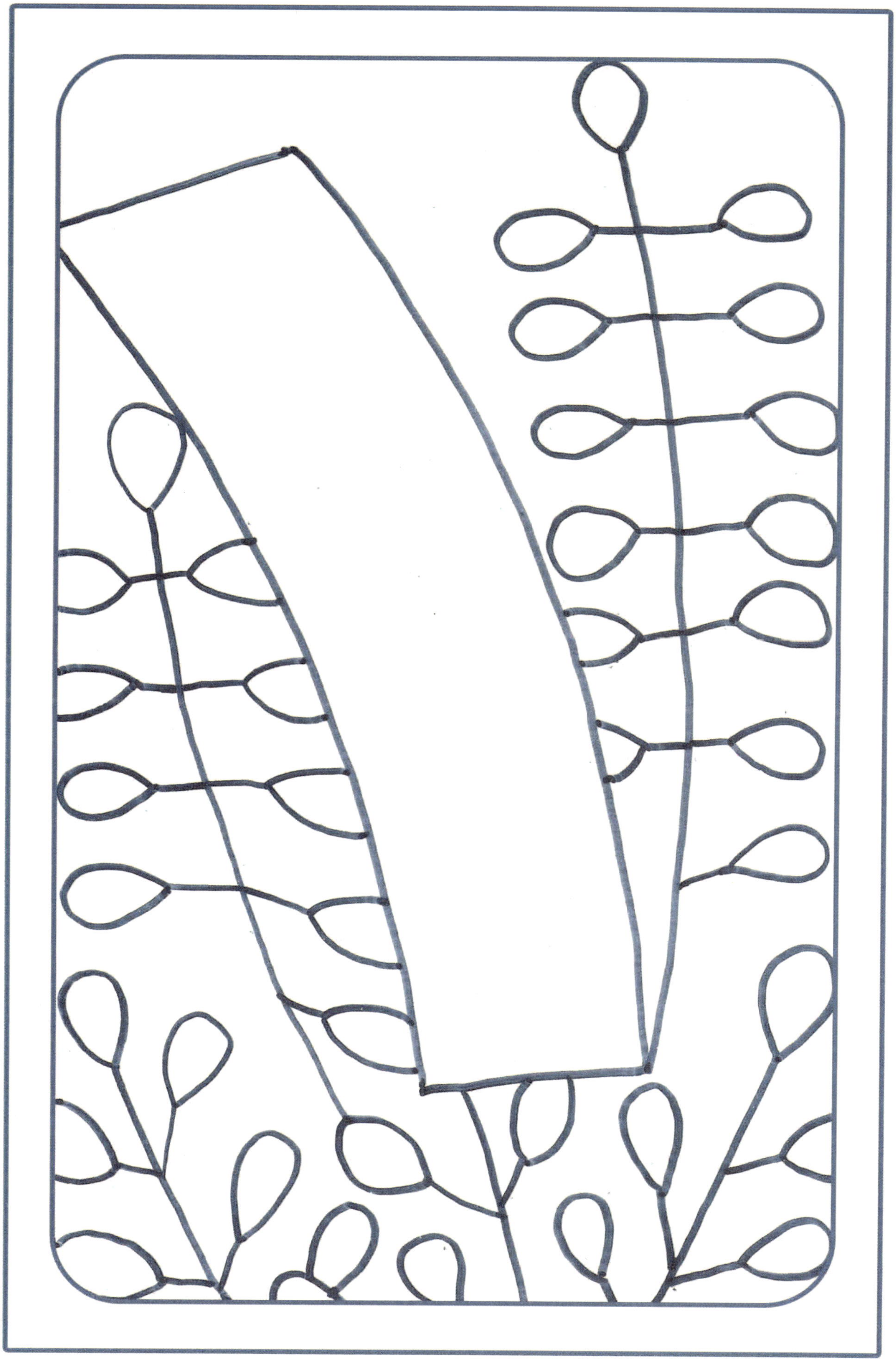

4월 등나무 : 피1

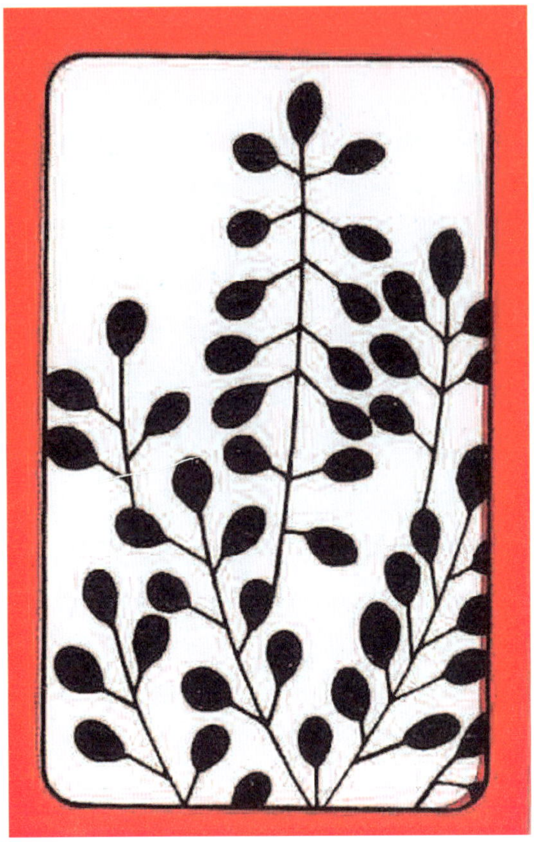

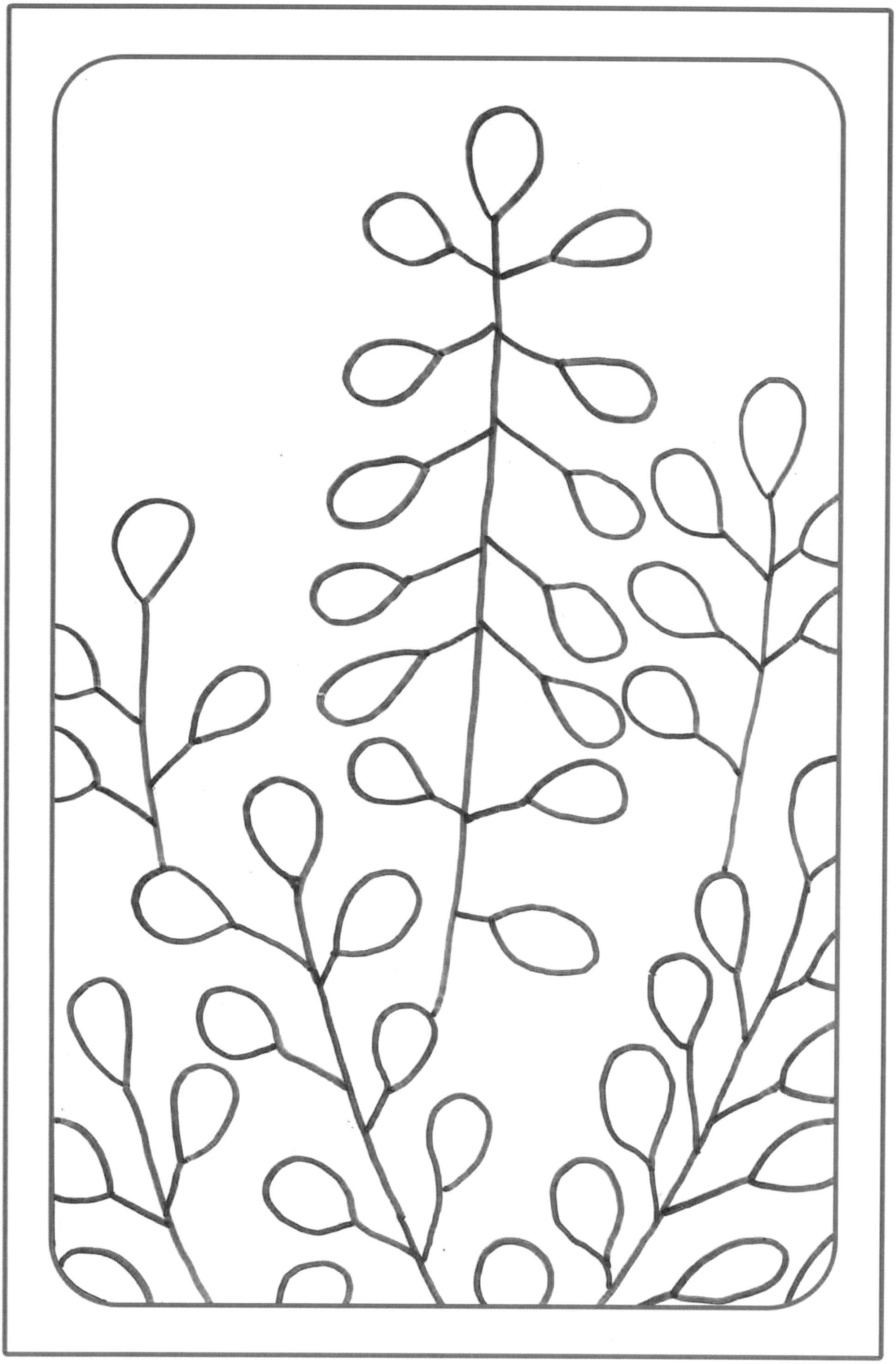

4월 등나무 : 피2

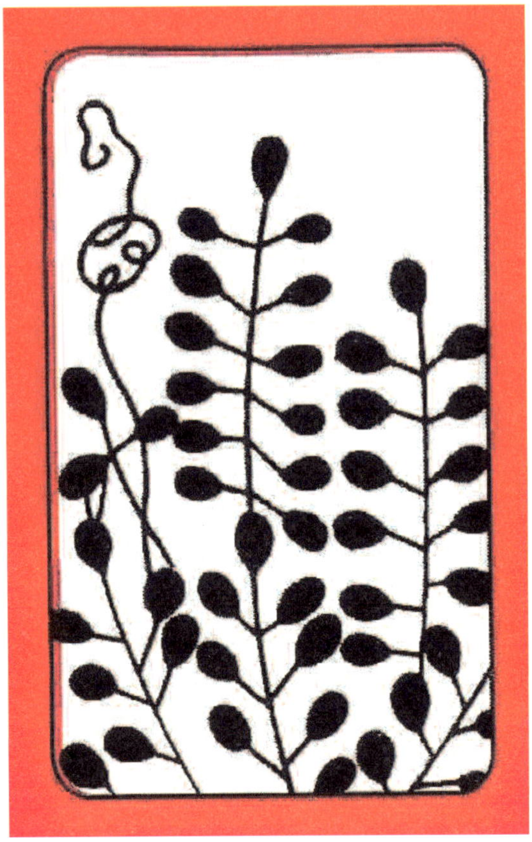

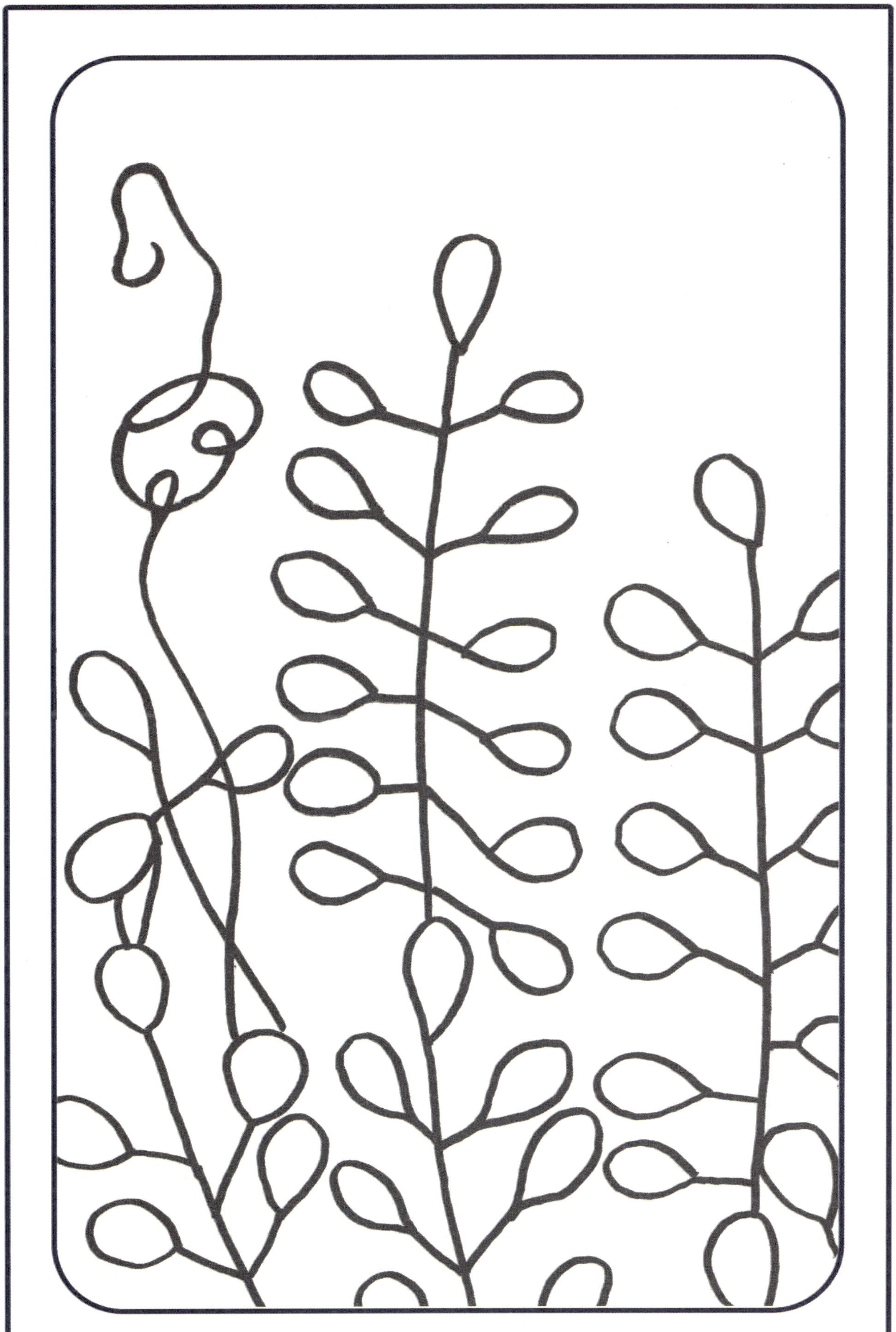

5월 꽃창포 : 열

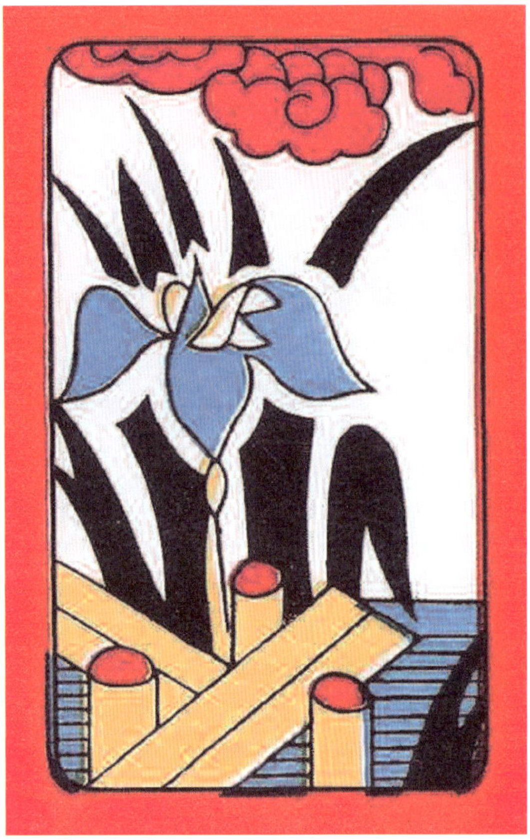

5월의 화초는 꽃창포입니다. 많은 사람이 난초로 알고 있는데 꽃창포가 맞습니다.

창포는 잎 모양이 칼 모양과 비슷하며, 뿌리를 삶은 물로 머리를 감으면 이가 죽습니다. 그래서 우리나라에서는 단옷날 창포물에 머리를 감는 풍습이 있습니다.

아래쪽 노란색으로 된 기둥과 받침대는 꽃창포를 구경하기 위해 정원 내 습지에 만들어 놓은 산책용 목재다리랍니다.

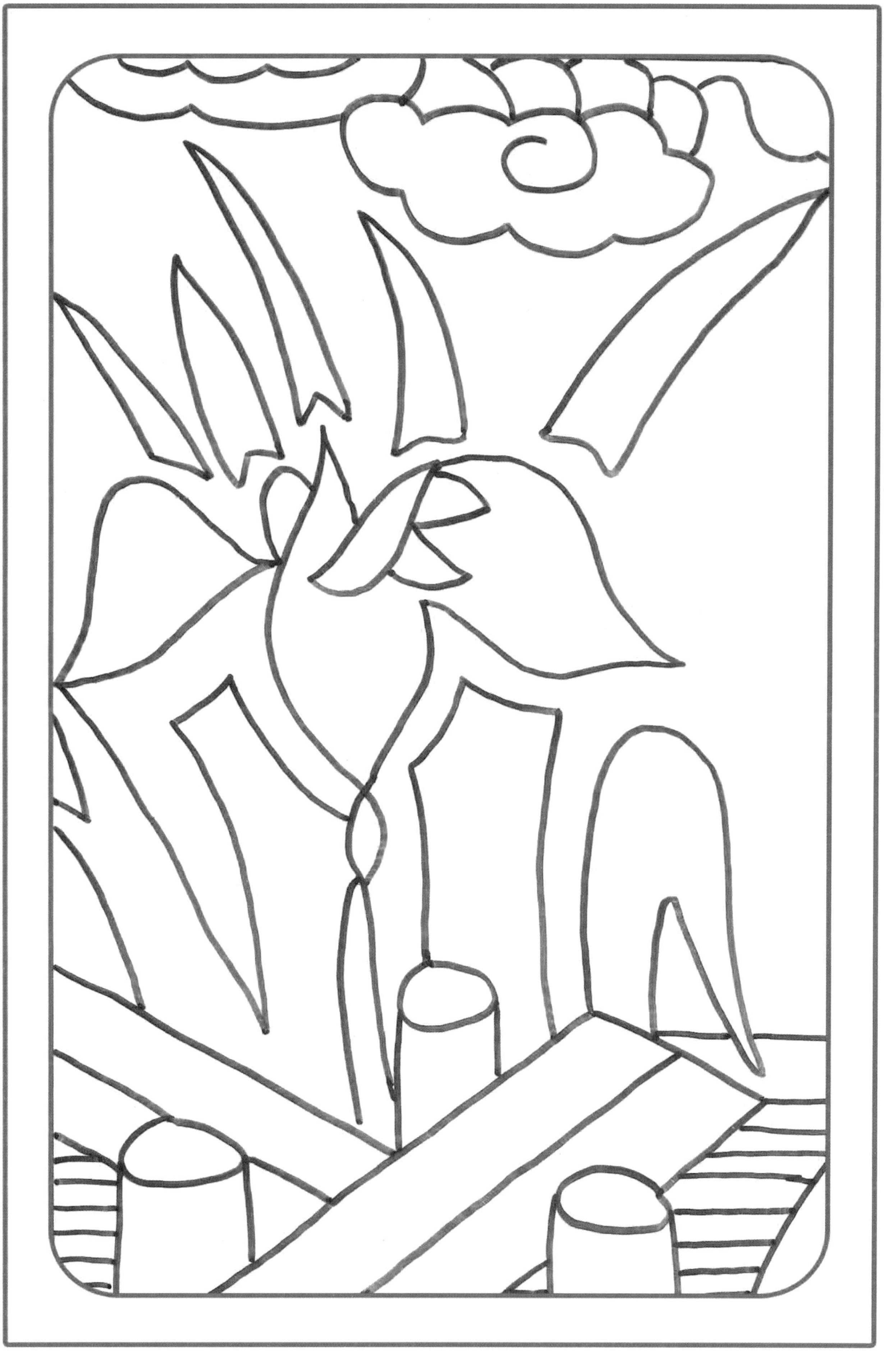

5월 꽃창포 : 띠

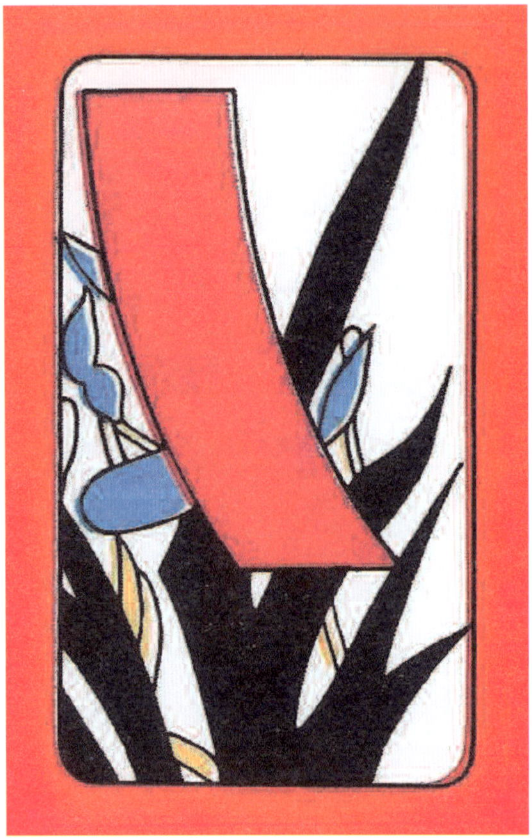

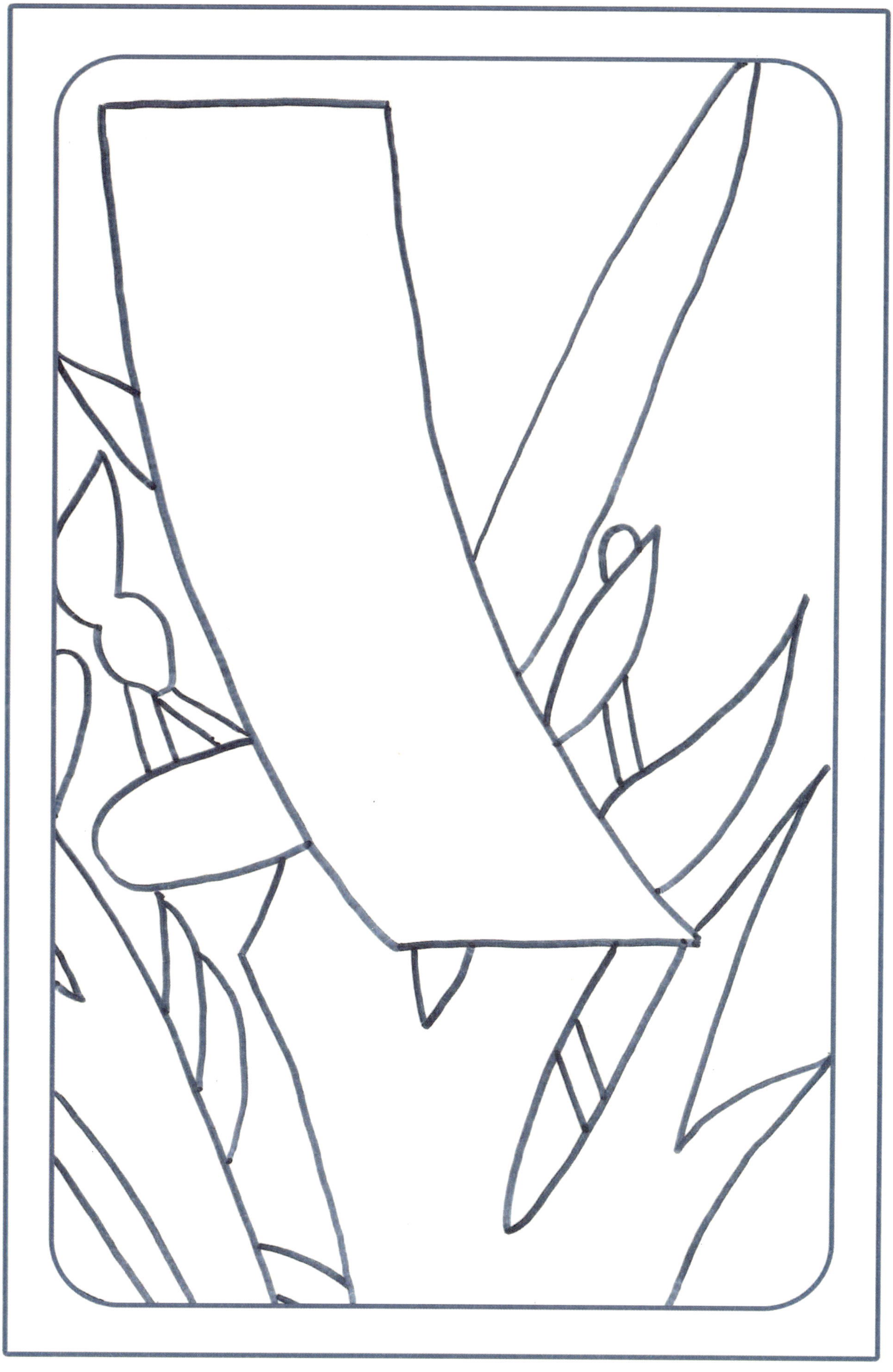

5월 꽃창포 : 피1

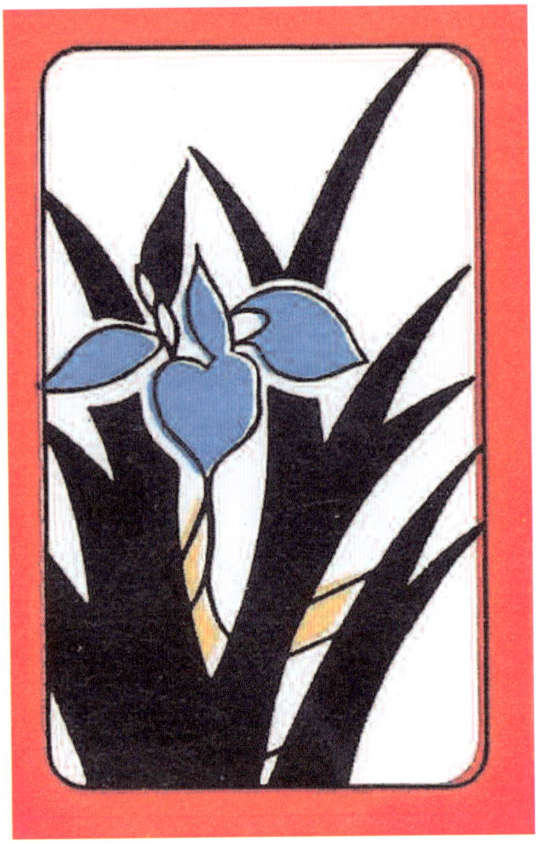

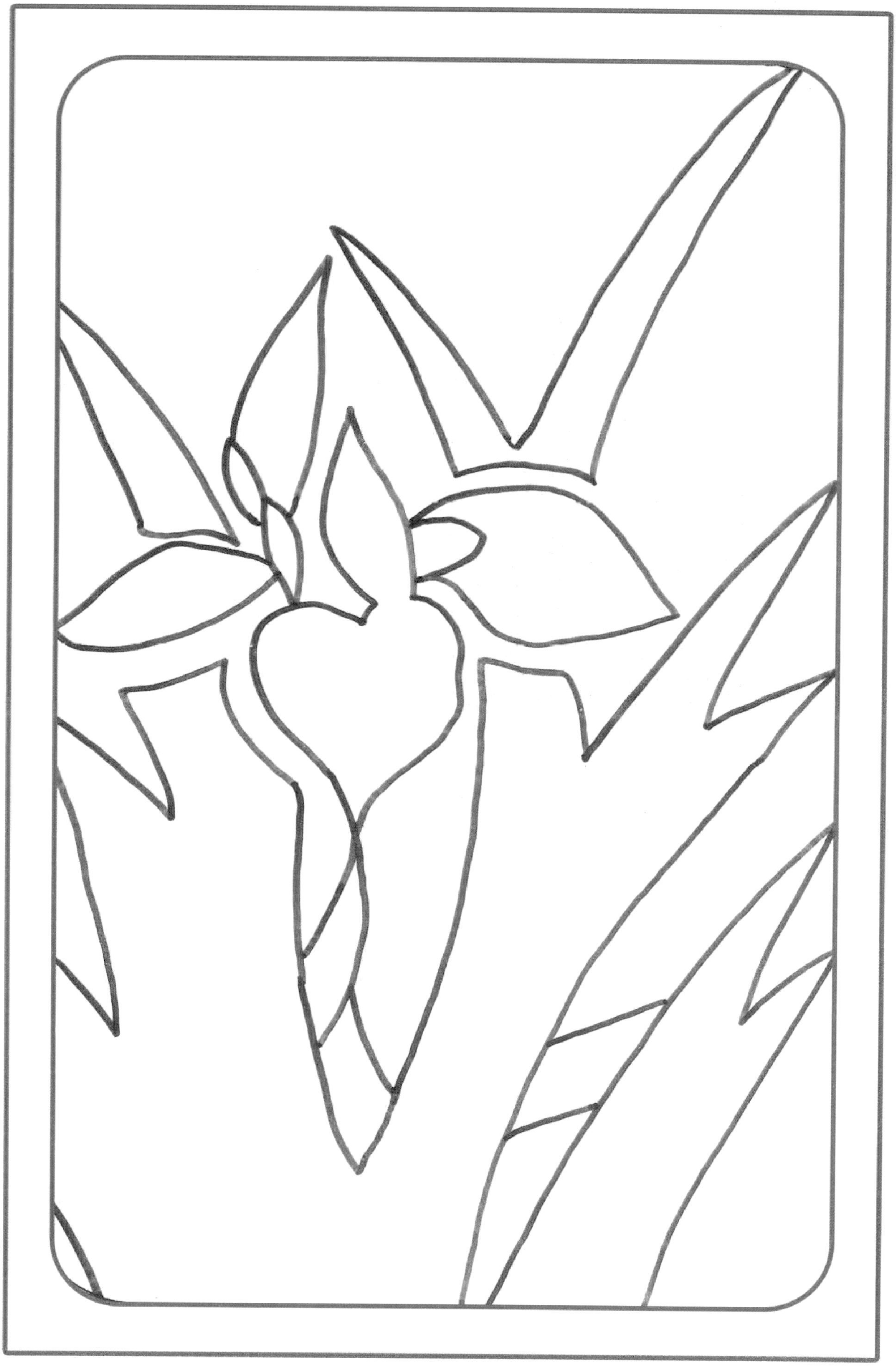

5월 꽃창포 : 피2

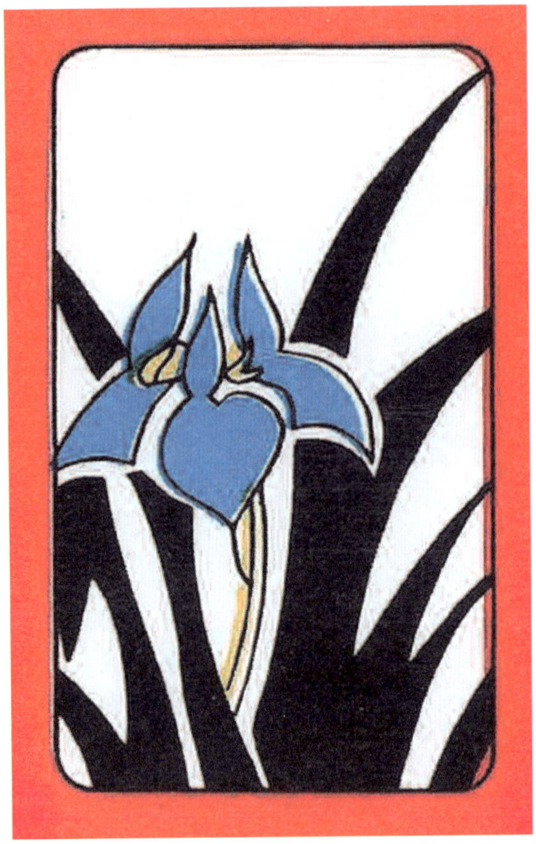

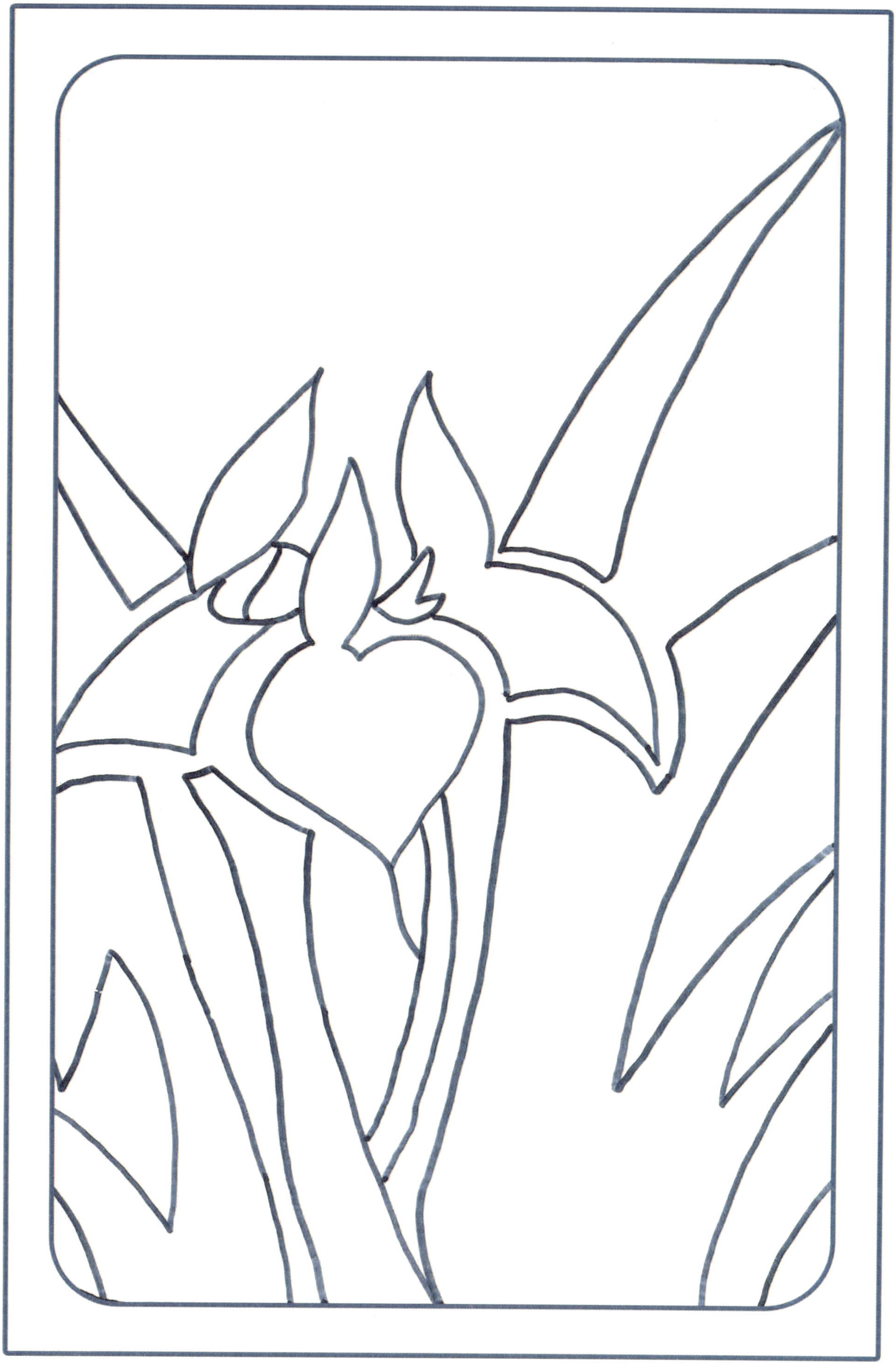

6월 목단 : 열

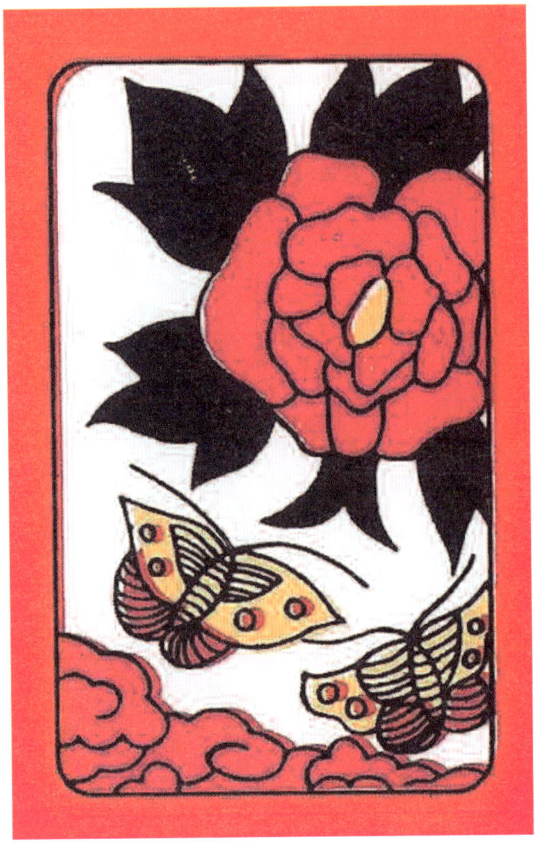

6월은 모란꽃입니다.

모란꽃은 고귀한 이미지를 가지고 있어서 일본에서는 가문의 문양을 나타내는 데에 많이 쓰입니다.

한국에서는 모란꽃이 향기가 없어서 오래전부터 벌이나 나비를 그리지 않지만, 일본에서는 모란과 나비가 함께 등장하고 있습니다.

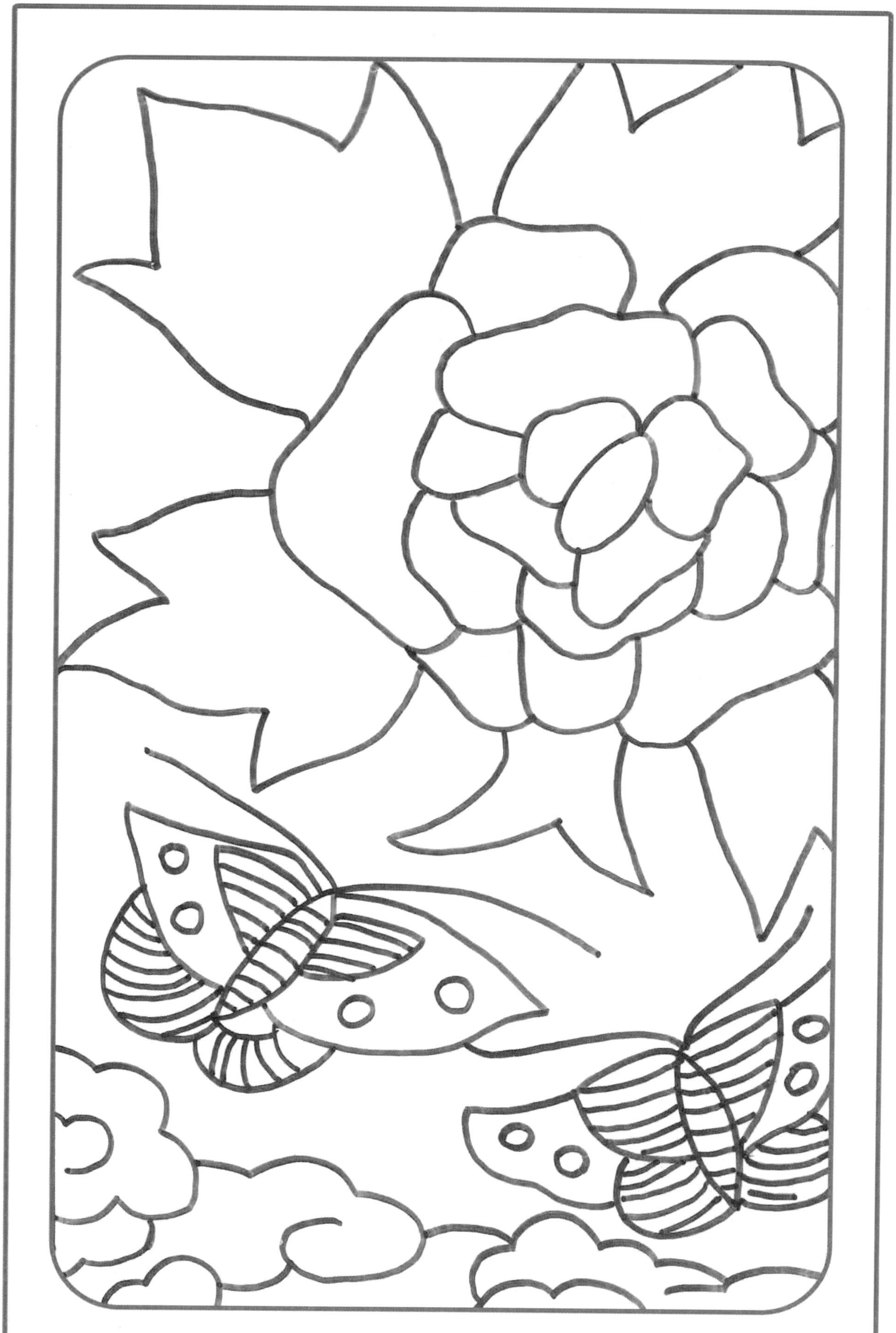

6월 목단 : 띠

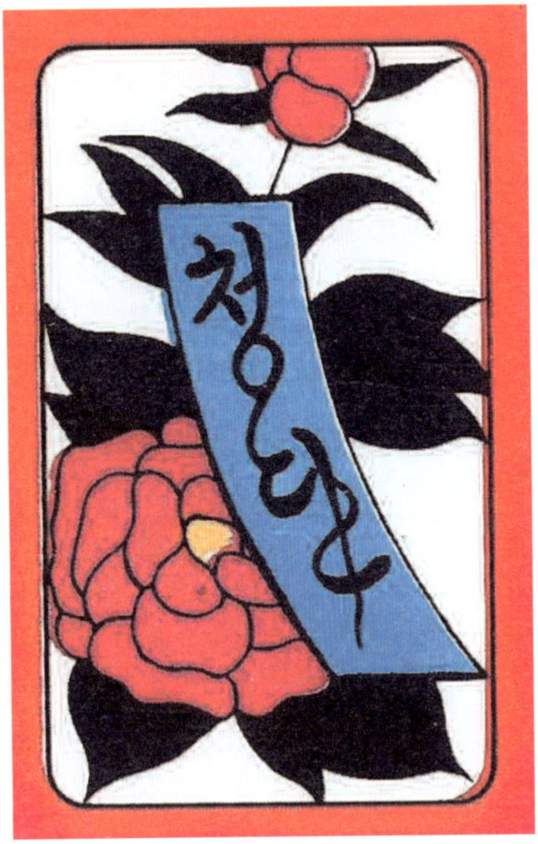

목단 띠에는 청단이 있는데, 청색은 일본에서 우울하거나 좋지 않은 일을 암시하는 색입니다. 이 청단은 6월, 9월, 10월에 나타나는데, 실제 일본에서는 이 세 달에 태풍이나 집중호우 등으로 많은 이재민과 사건 사고가 발생한답니다.

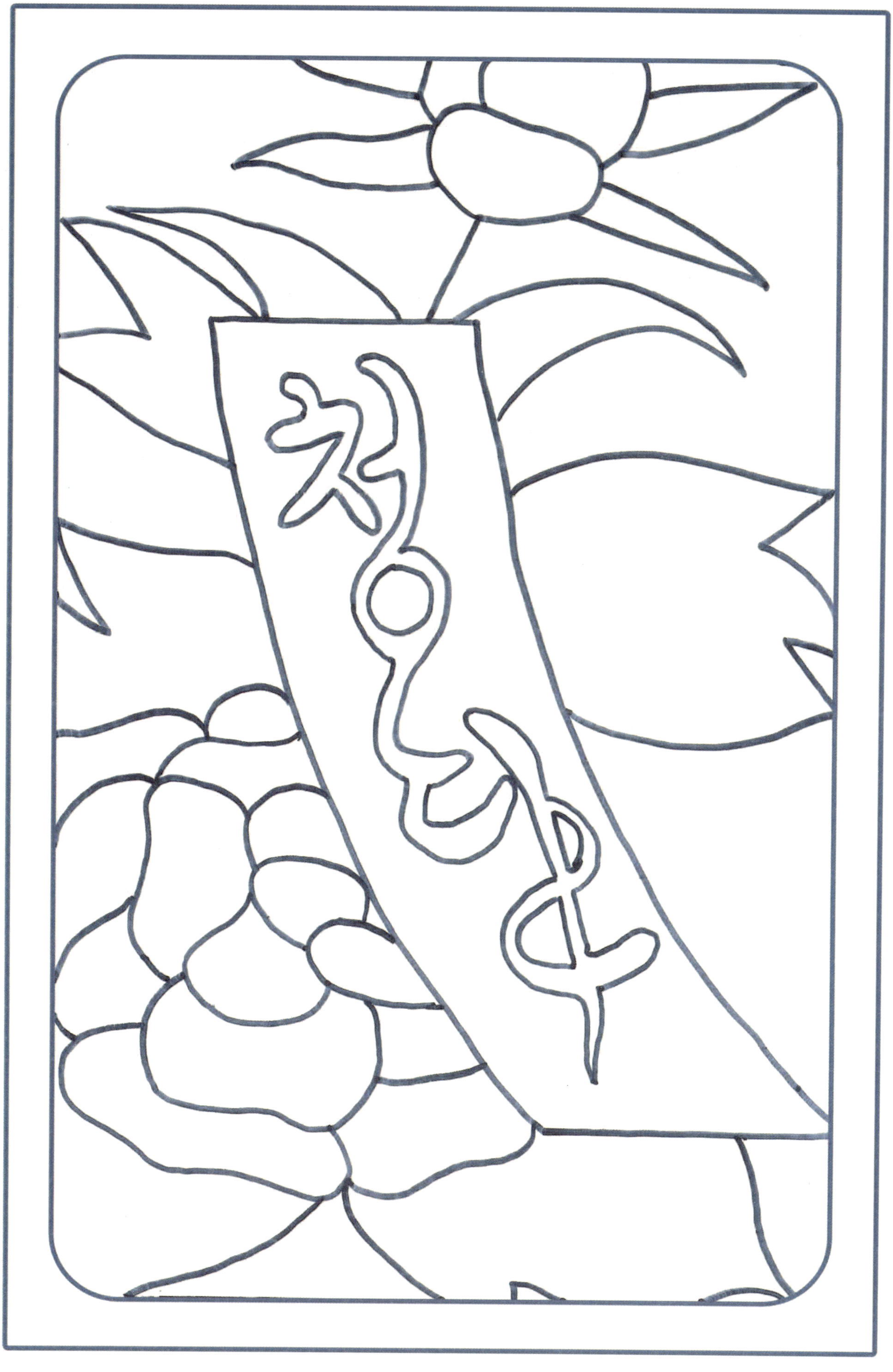
청단

6월 목단 : 피1

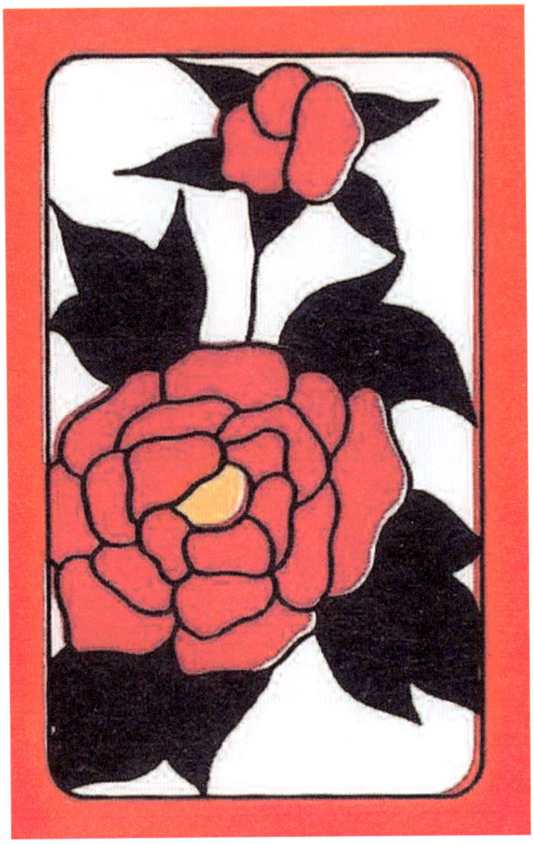

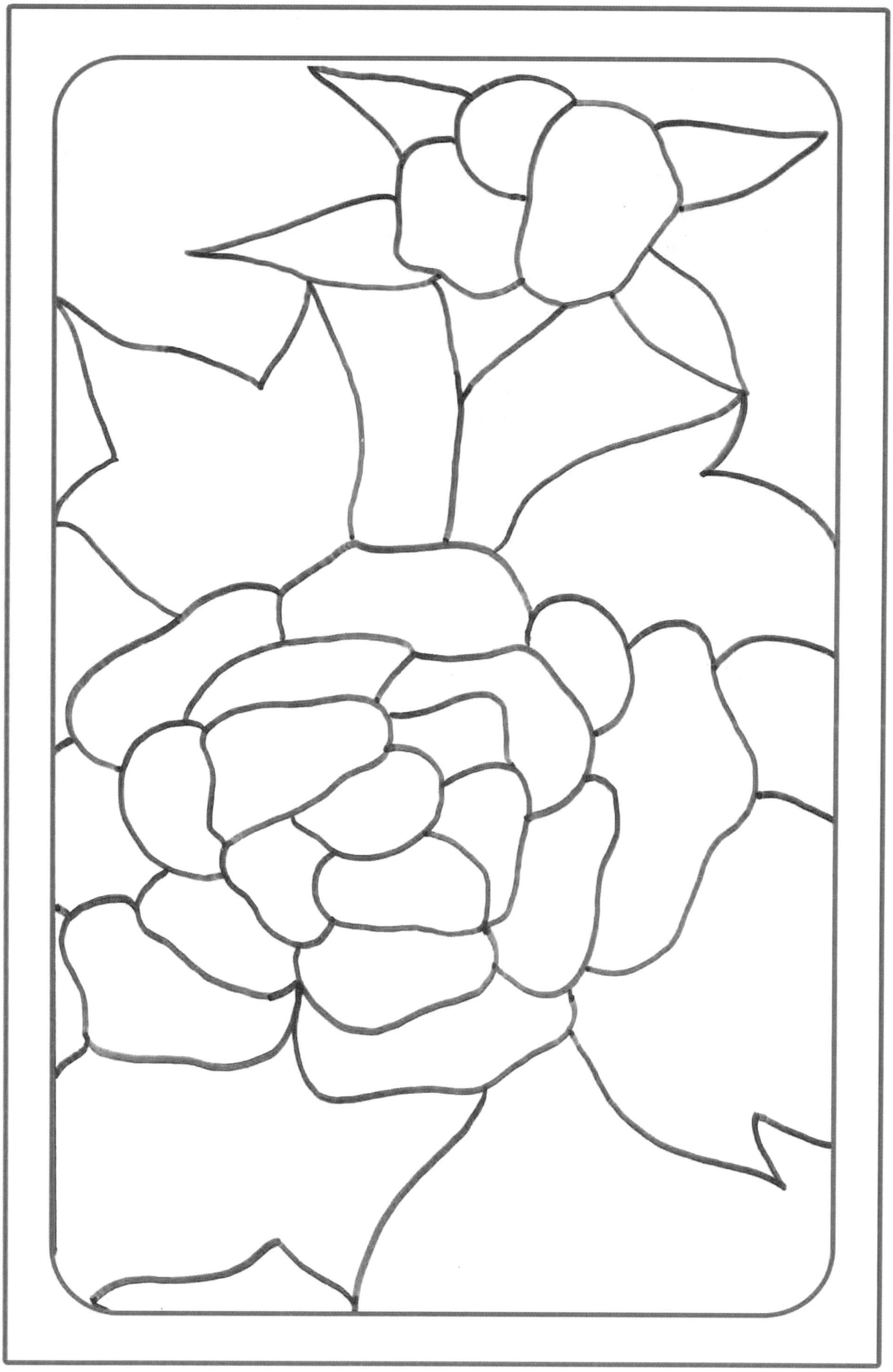

6월 목단 : 피2

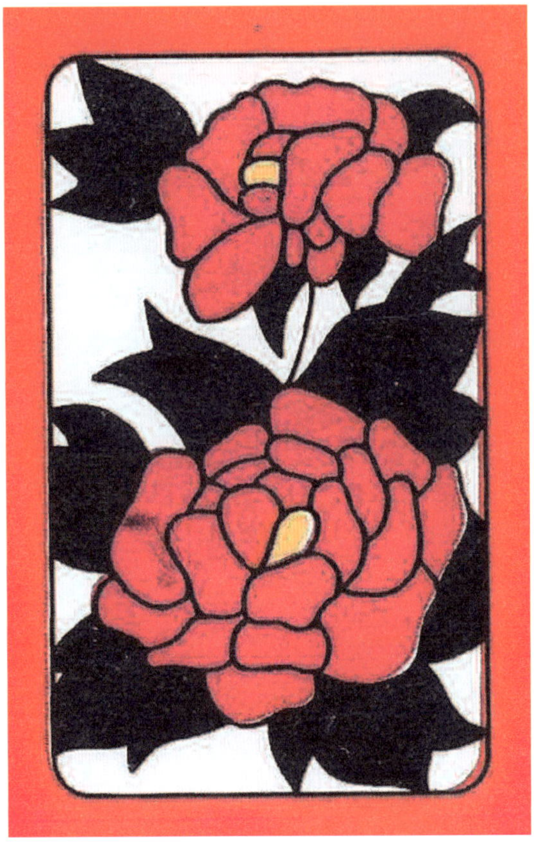

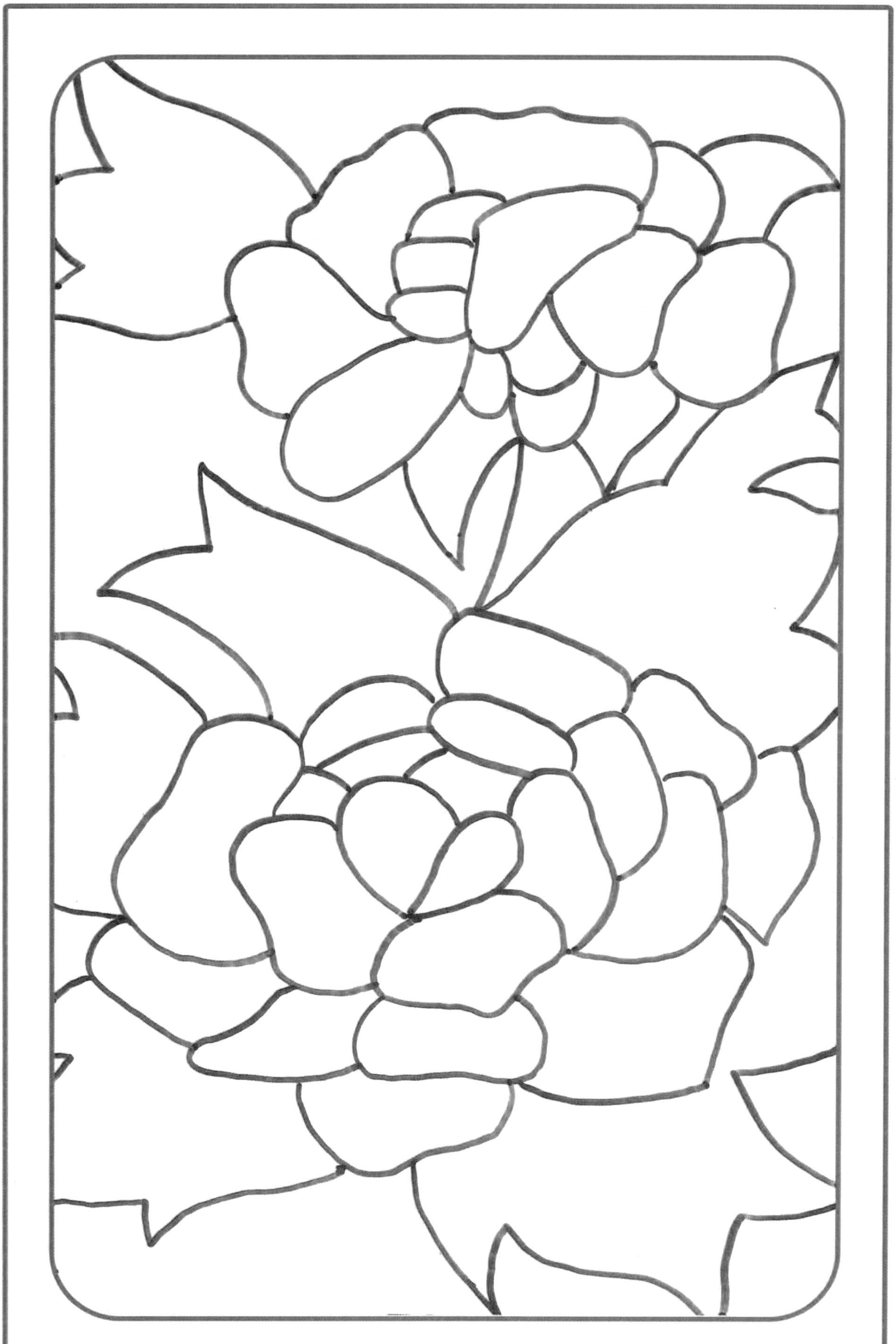

7월 홍싸리 : 열

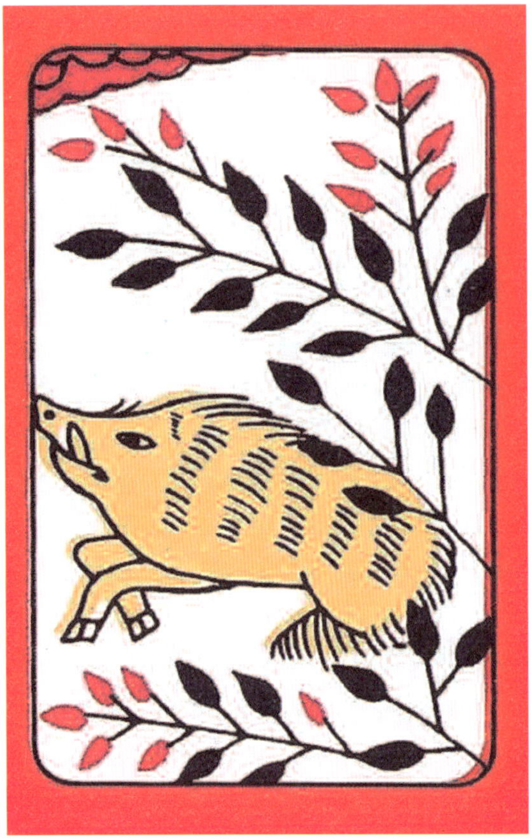

7월 화투의 문양은 싸리나무입니다.

일본에서 싸리나무는 가을을 대표하는 일곱 가지 꽃 중 하나입니다. 원래는 녹색이지만, 이 그림에는 빨간색과 검은색으로 그려져 있습니다.

함께 그린 동물은 멧돼지인데, 일본에서는 멧돼지 사냥을 7월에 많이 했답니다. 일제강점기 때 일본인들이 조선인들을 멧돼지에 비유하여 괴롭혔다는 의미도 포함되어 있다고 합니다.

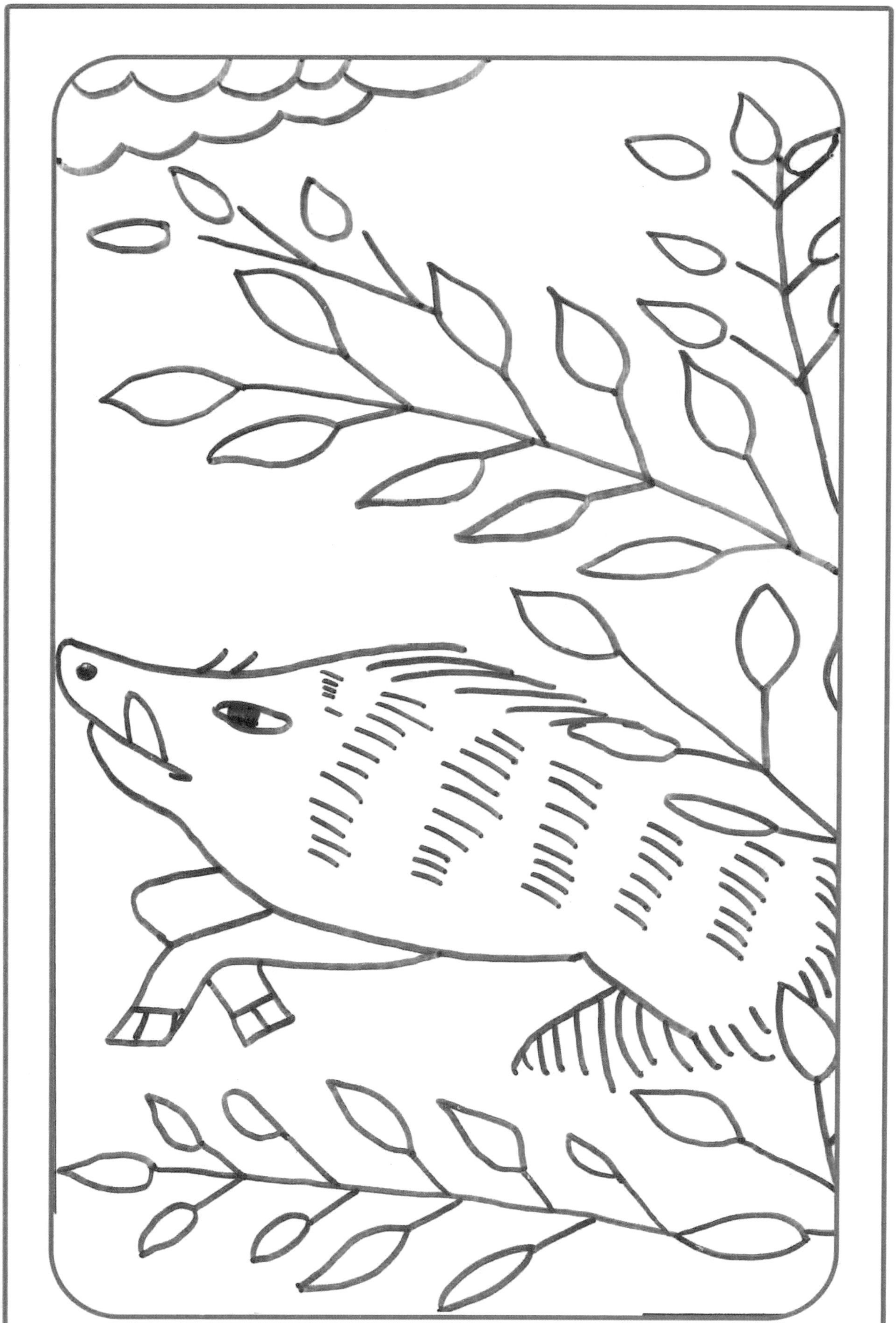

7월 홍싸리 : 띠

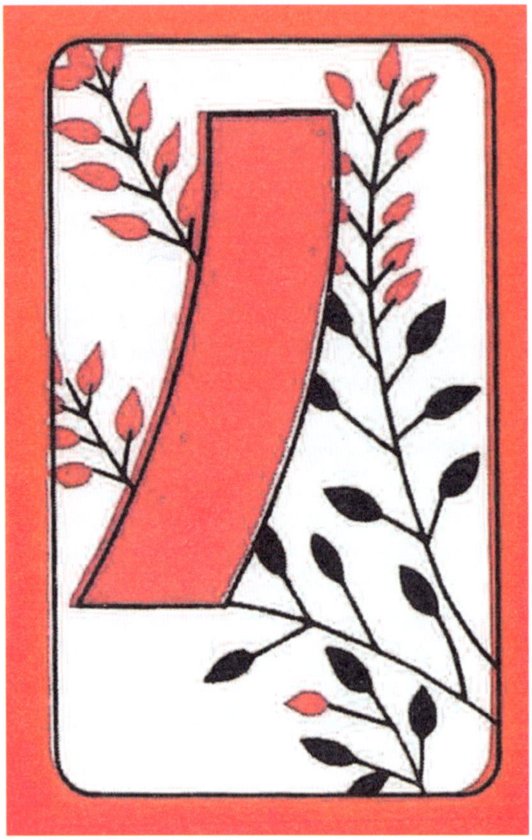

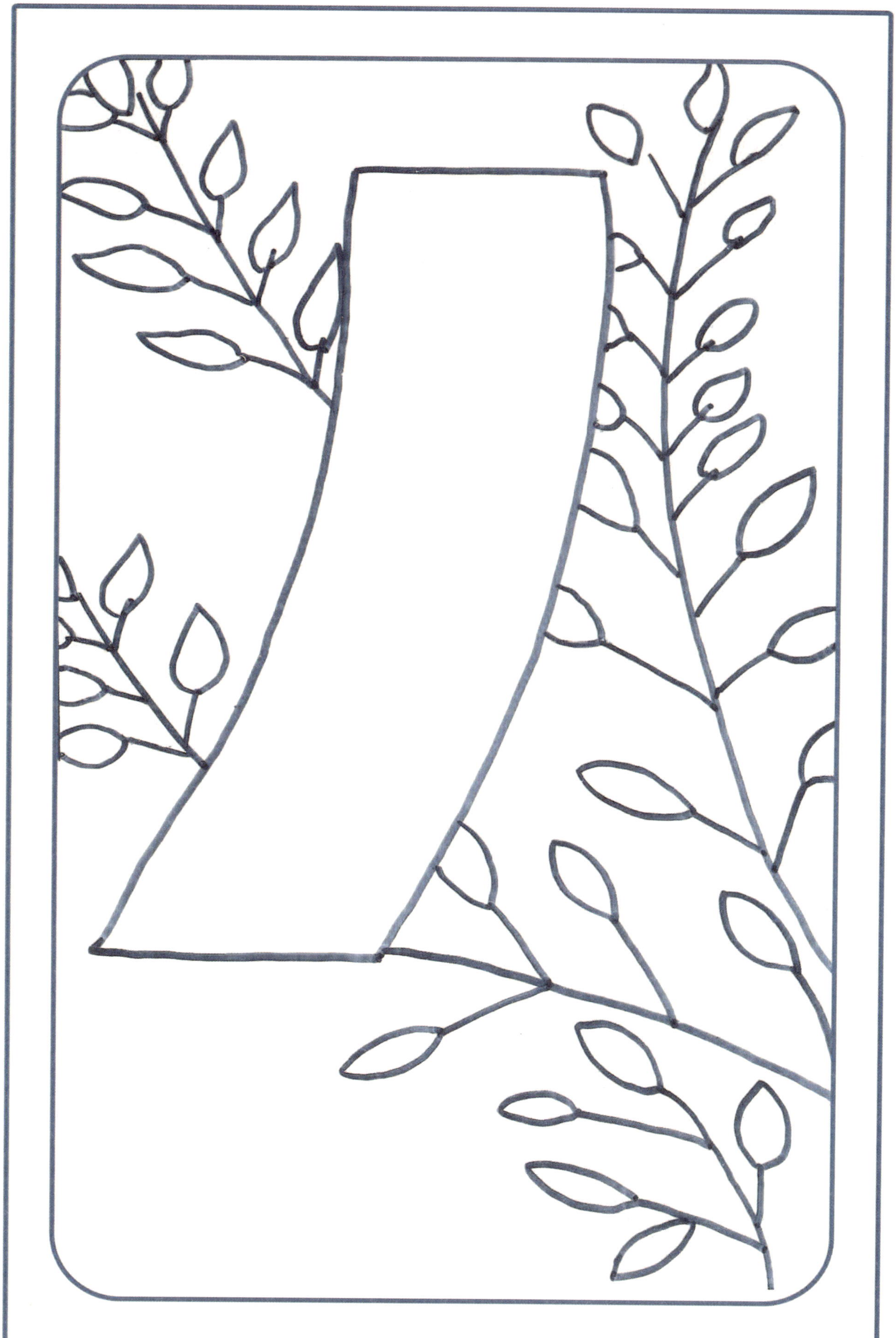

7월 홍싸리 : 피1

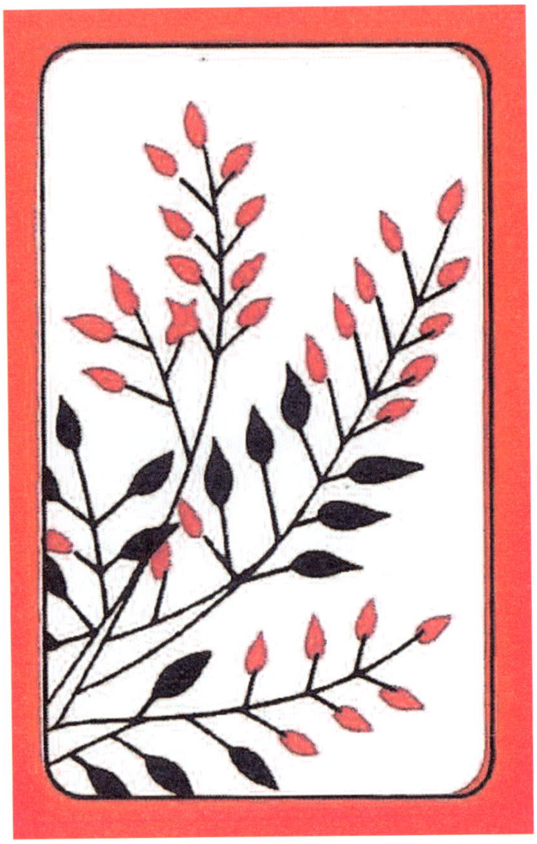

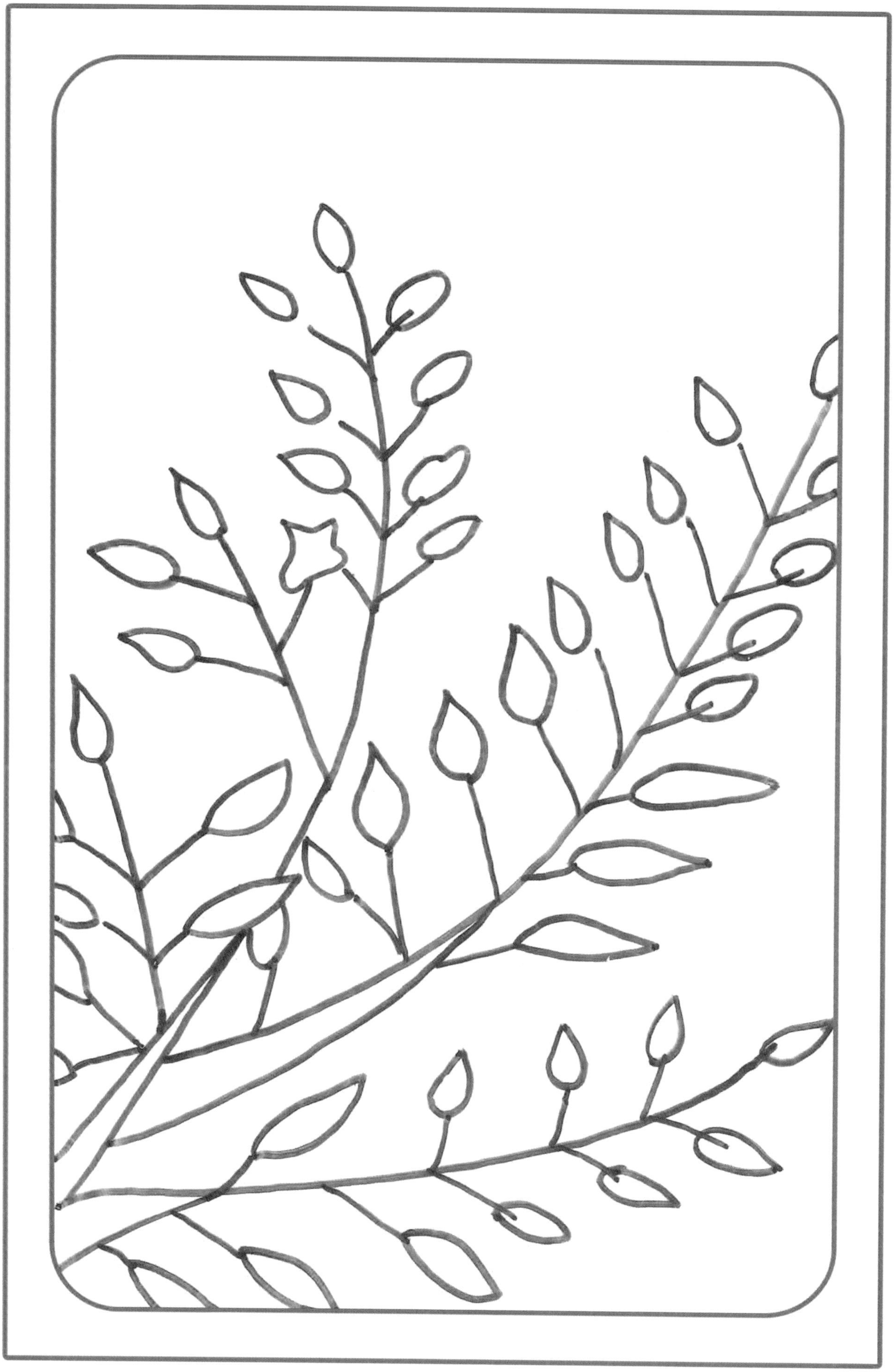

7월 홍싸리 : 피2

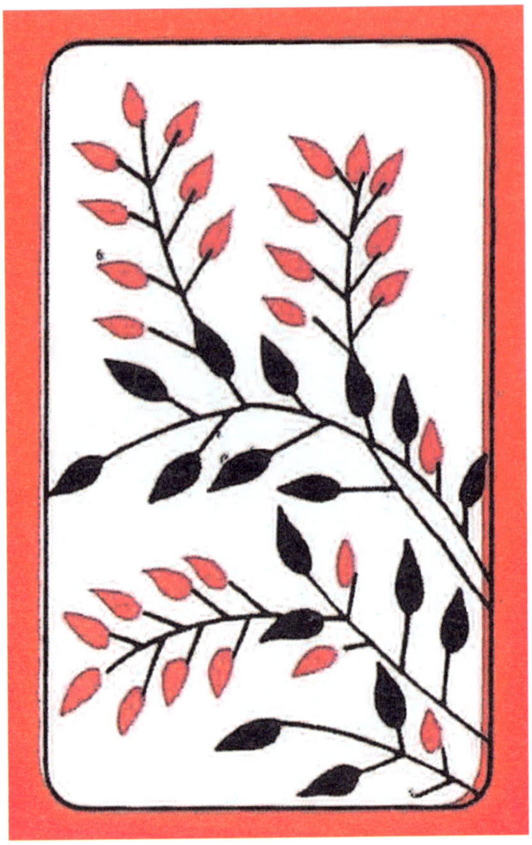

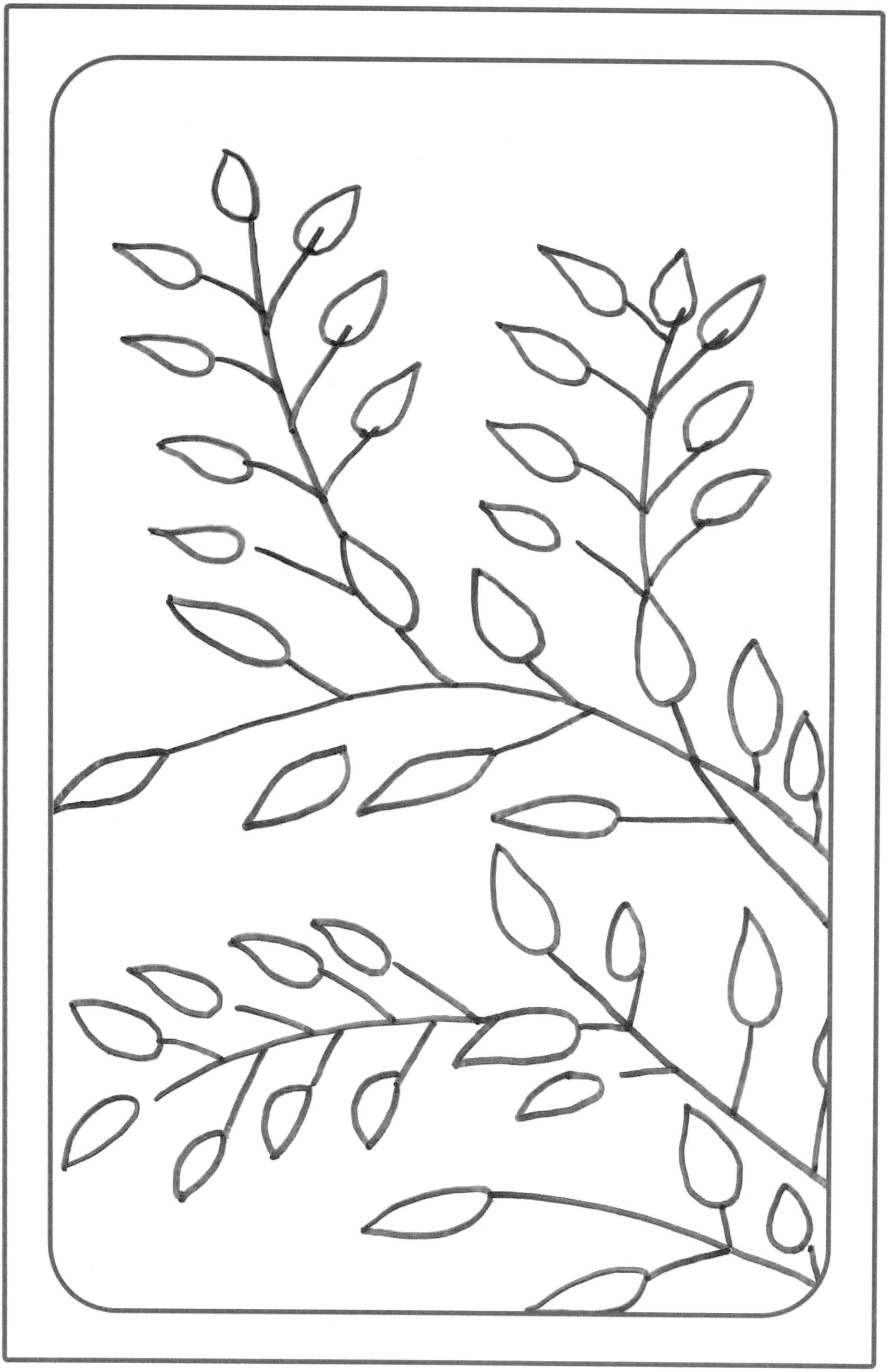

8월 공산(공산명월) : 광

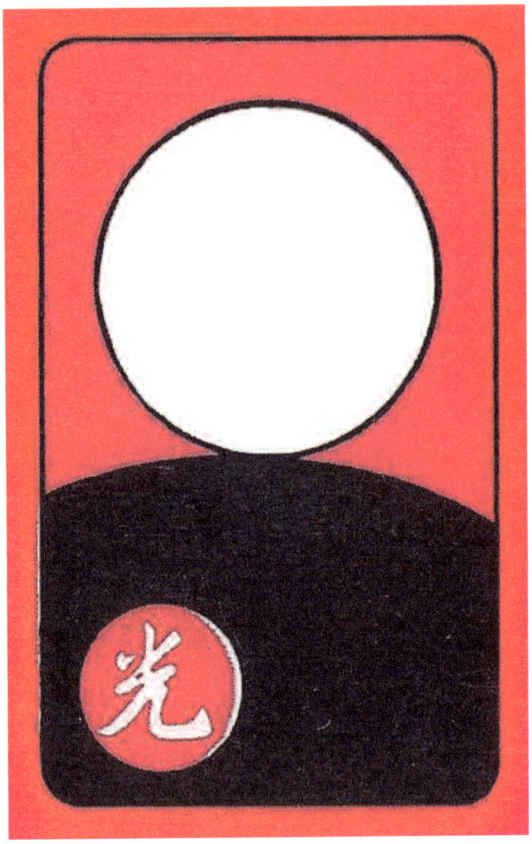

8월은 산과 보름달이 들어 있다. 1년 중 가장 큰 보름달이 뜨는 계절이고 '달맞이' 의 계절이며, 기러기가 이동을 시작하는 시기이다. 어두운 밤이 되면 맹수의 습격 등으로 위험에 처하는데 만월이 되면 그러한 위험에서 벗어날 수 있어 고마운 존재이기도 있다.

보름달은 달과 태양이 서로 지구의 반대쪽에 위치하여 달의 전면을 태양이 비추는 때를 말한다. 보름달의 밝기는 금성이 제일 밝을 때의 1500배에 달한다. 보름달은 1년에 12번 나타나며, 그중 1월의 15일을 정월 대보름이라고 한다. 그래서 1월 14일에 새해에 운수를 기원하는 행사가 많이 열린다.

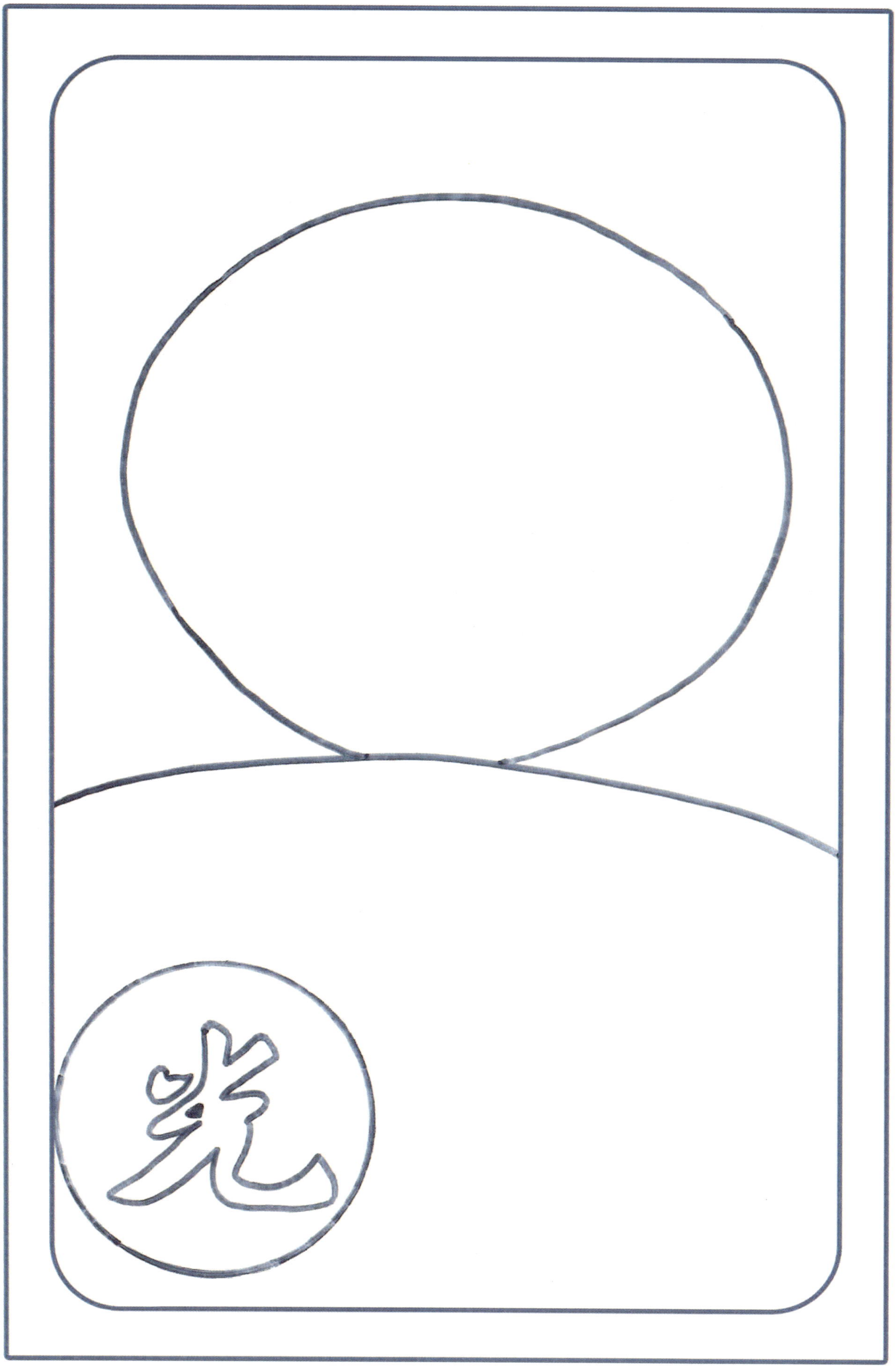
光

8월 공산(공산명월) : 열(고도리)

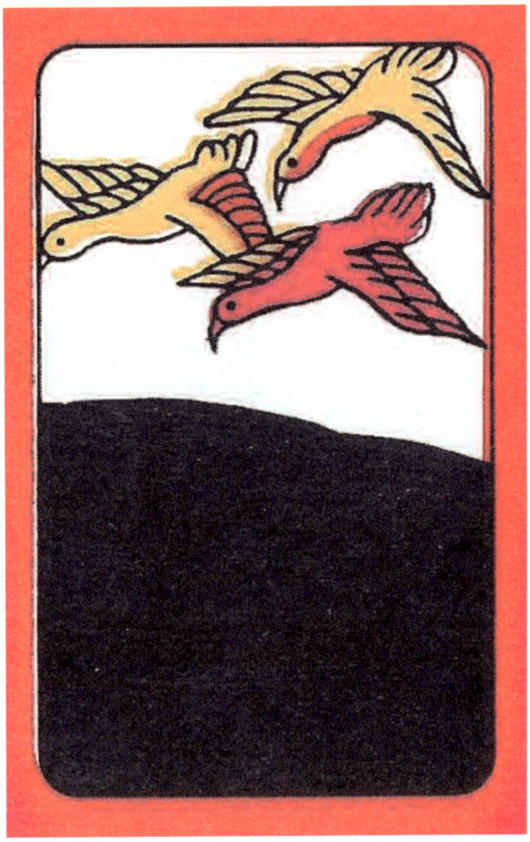

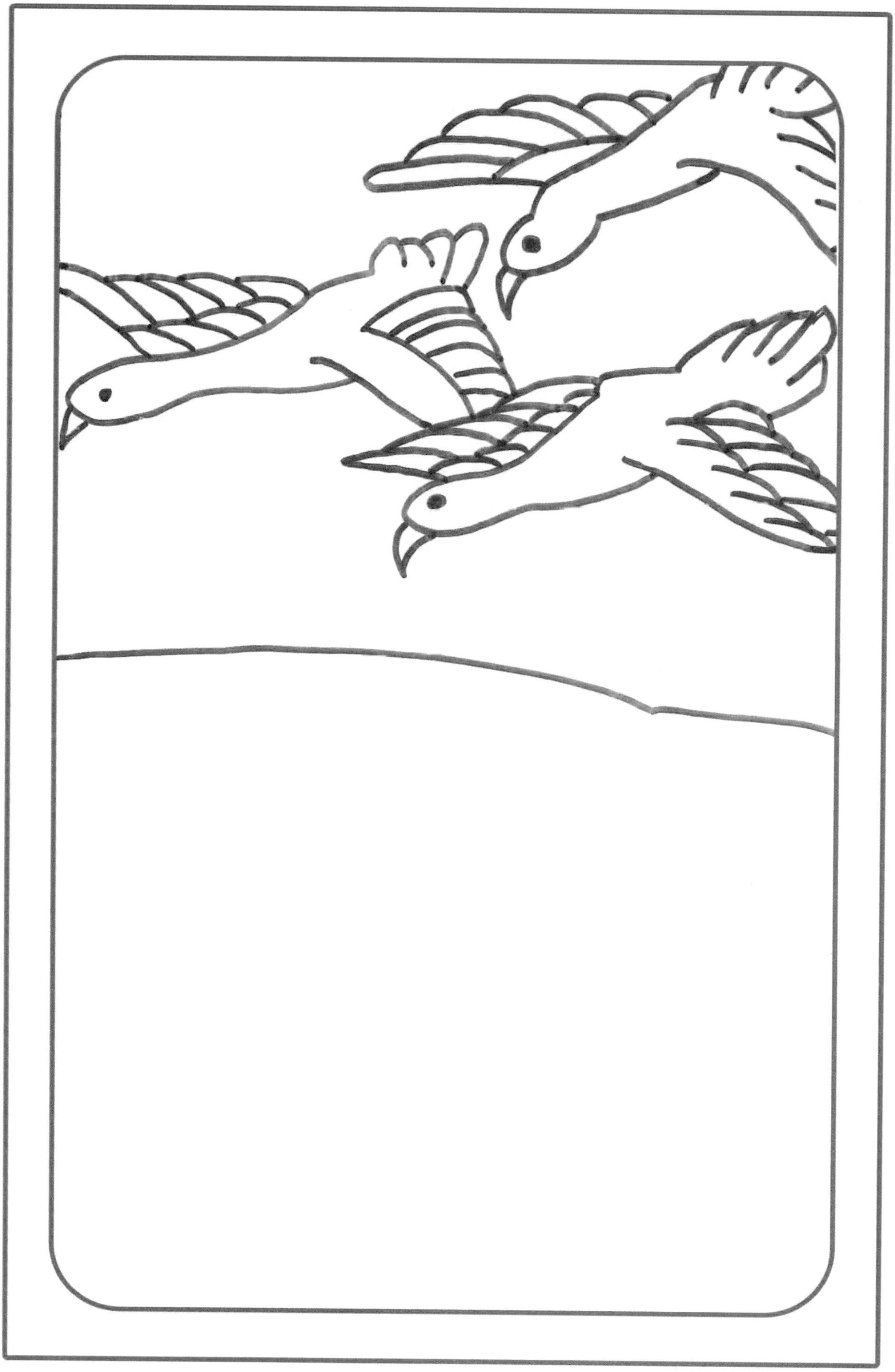

8월 공산(공산명월) : 피1

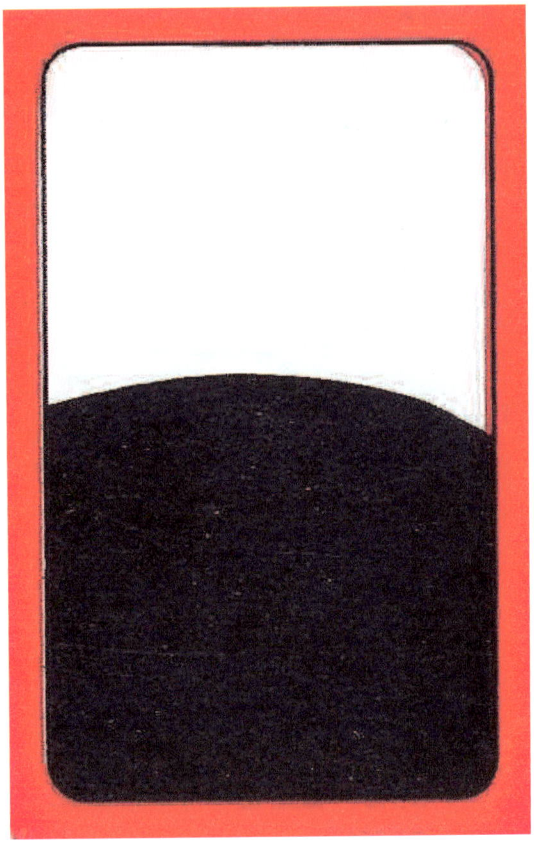

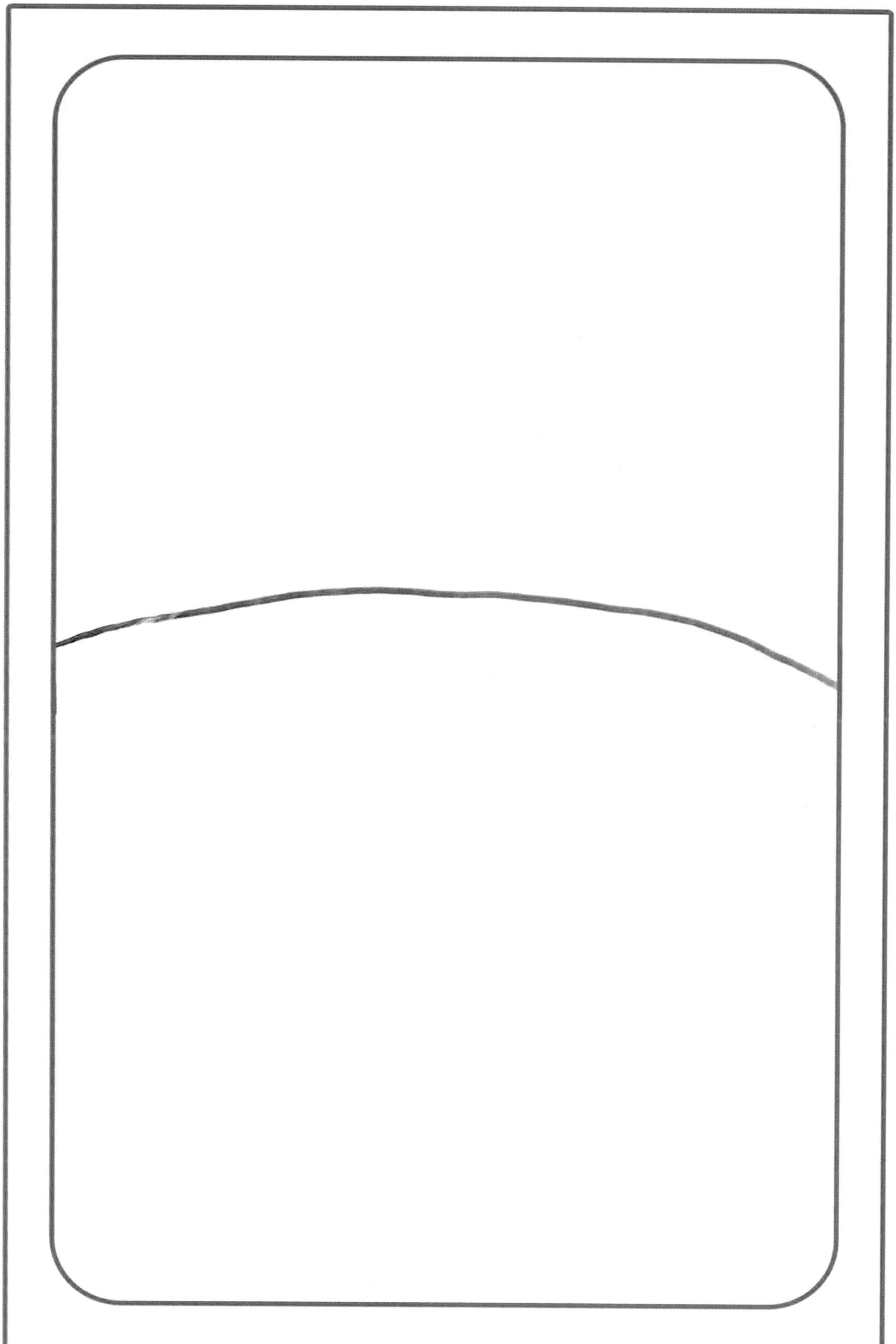

8월 공산(공산명월) : 피2

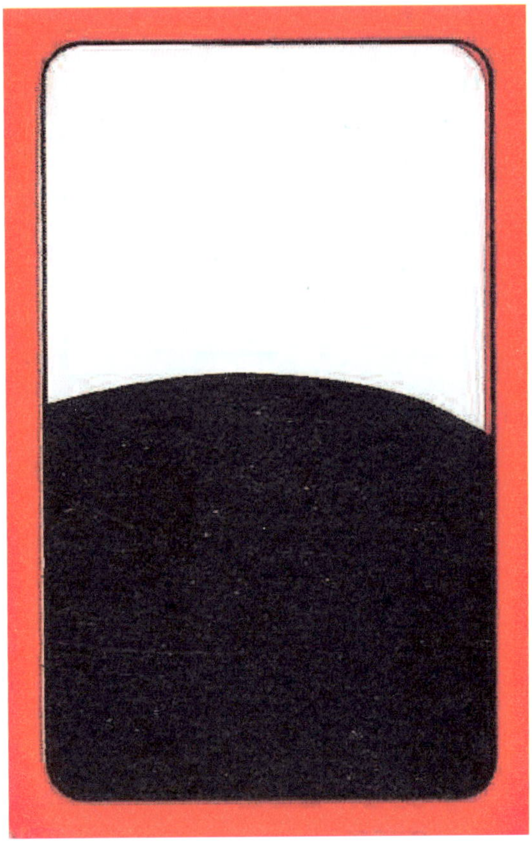

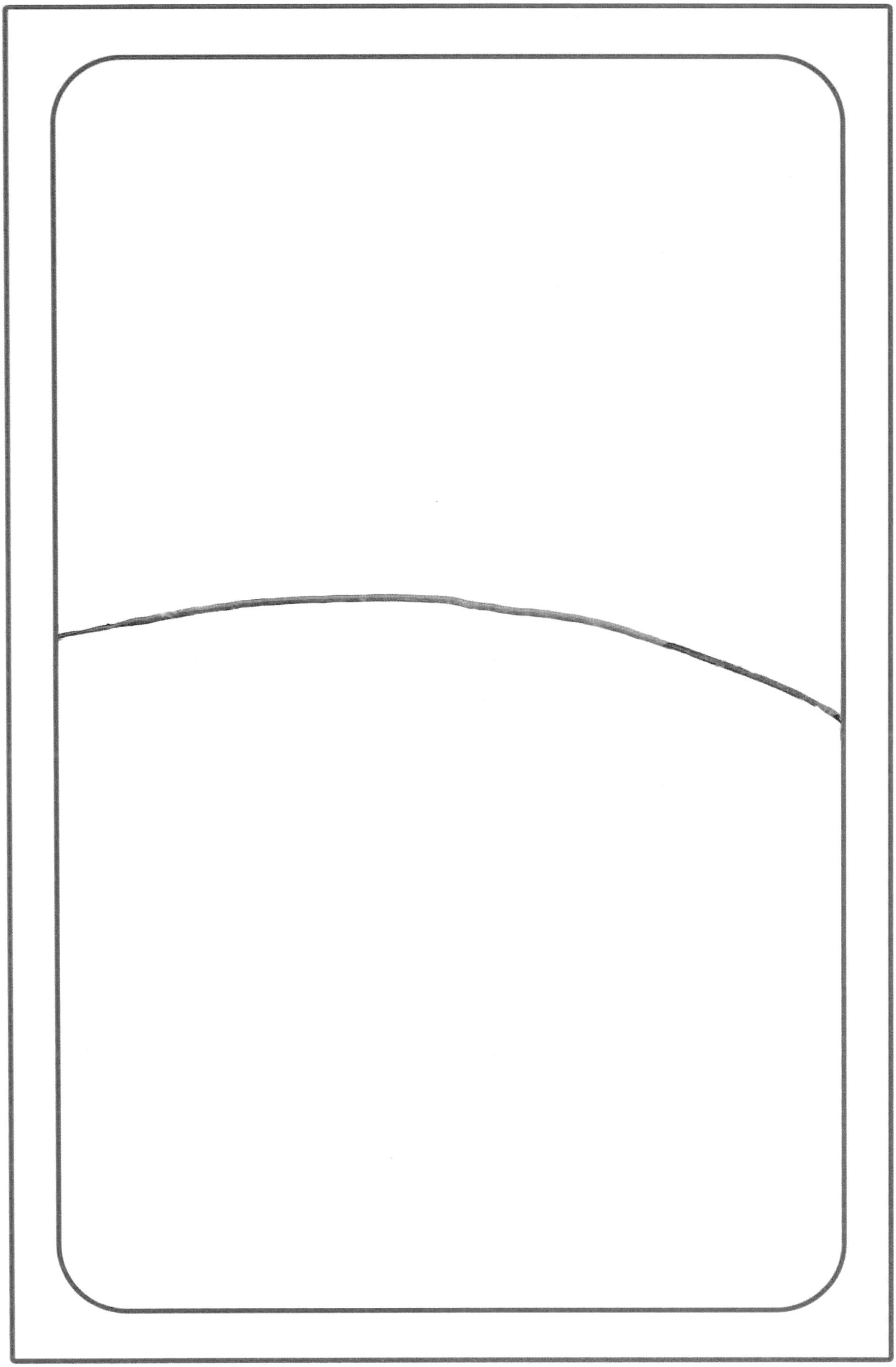

9월 국화 : 열(쌍피)

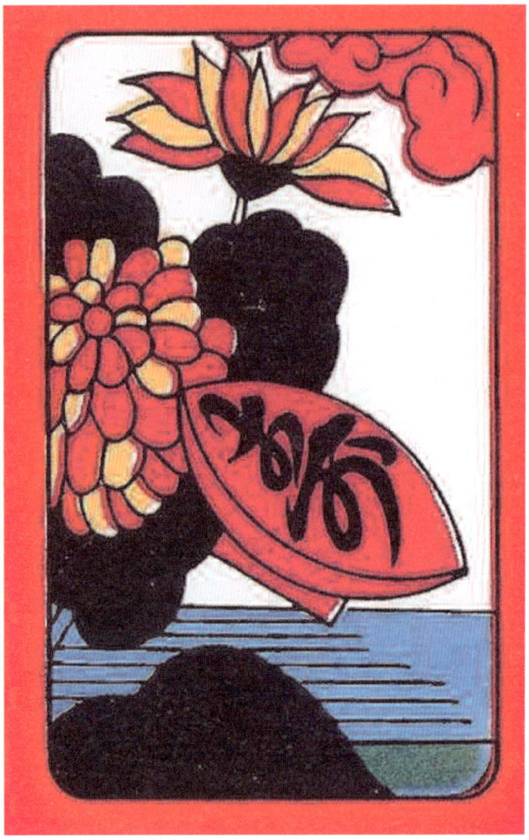

9월에 일본에서는 국화축제가 열린답니다. 특히, 음력 9월 9일은 중양절(中陽節)로 예로부터 일본에서는 이날 국화주를 마시며, 국화꽃을 덮은 비단 옷으로 몸을 씻어 무병장수를 기원했다고 합니다.

열 끝자리인 쌍피에는 목숨 수(壽)자가 새겨진 비단 꾸러미가 물과 함께 그려져 있습니다. 국화는 일본 왕실의 문양이기도 합니다.

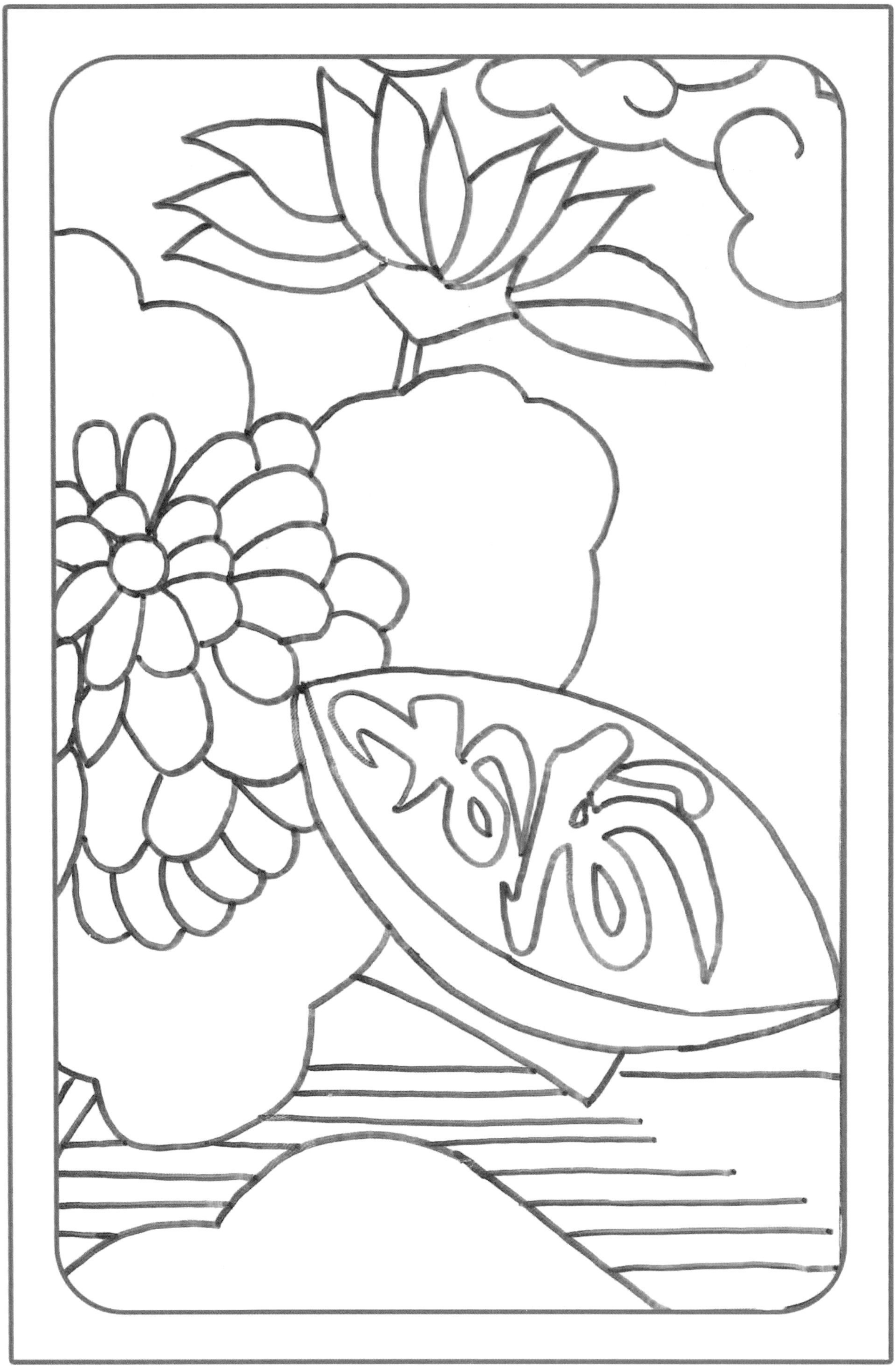

9월 국화 :띠

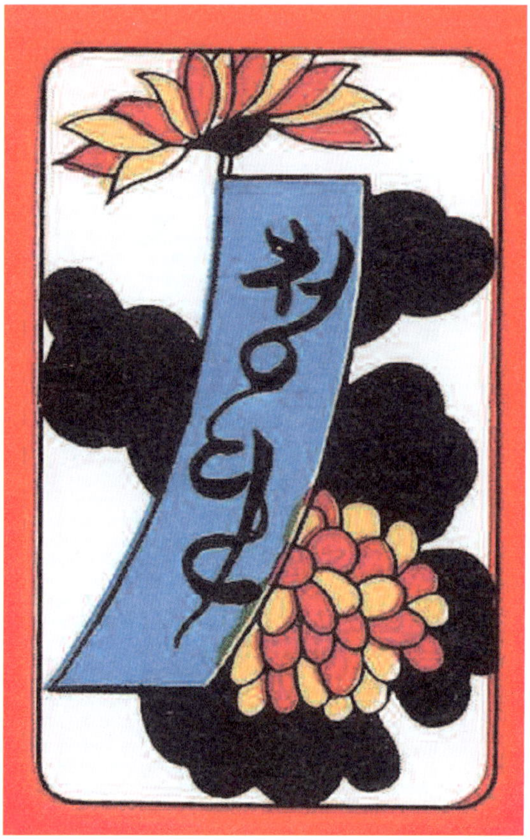

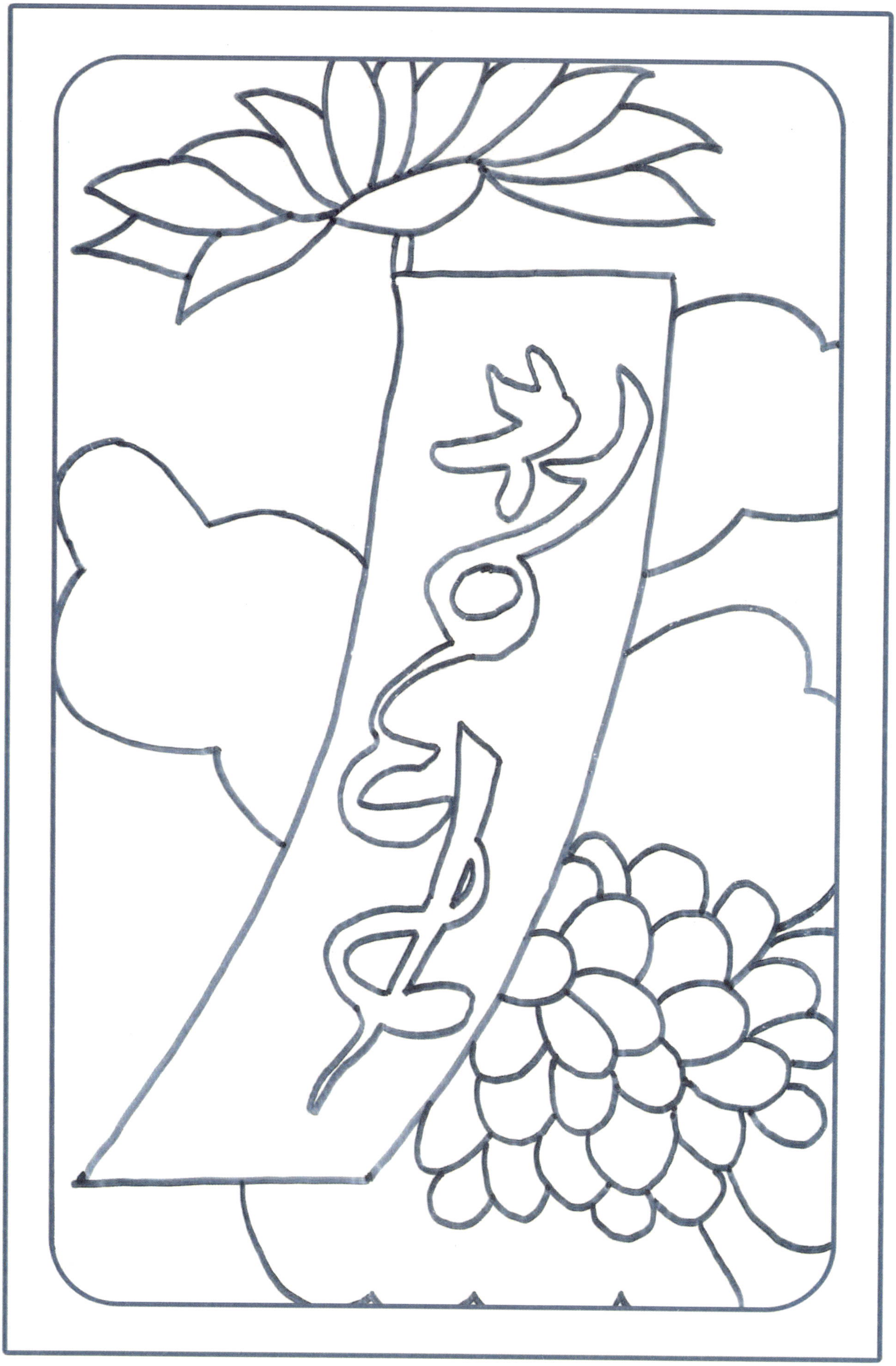

9월 국화 : 피1

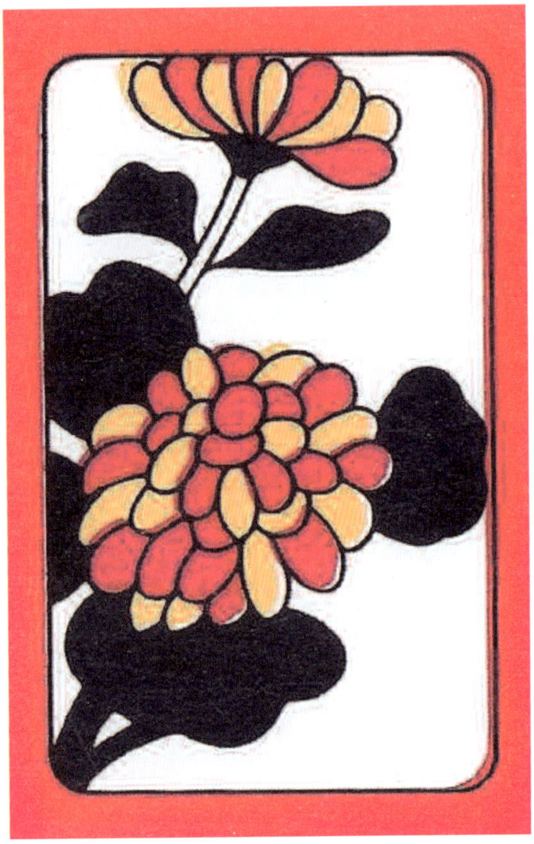

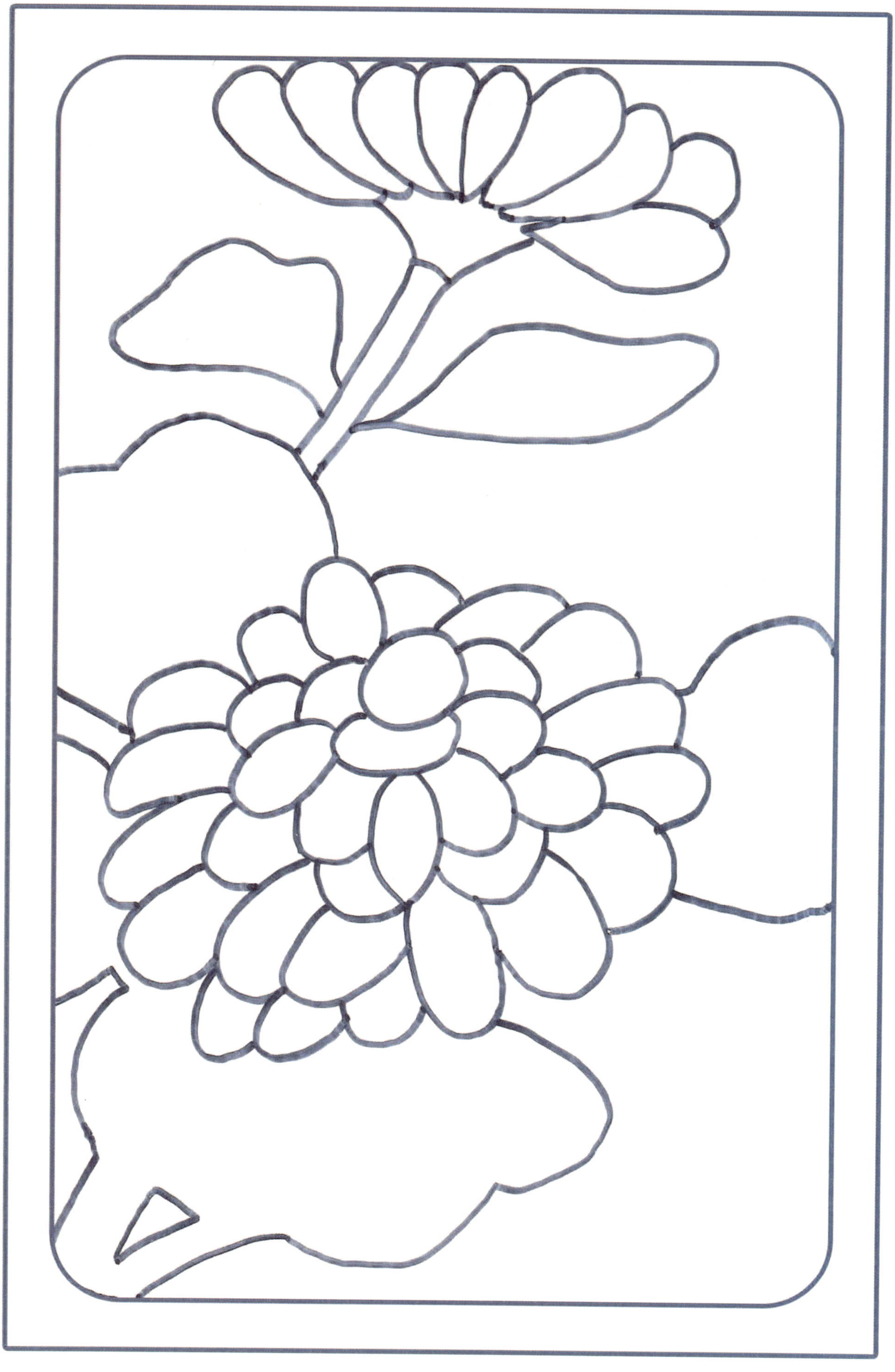

9월 국화 : 피2

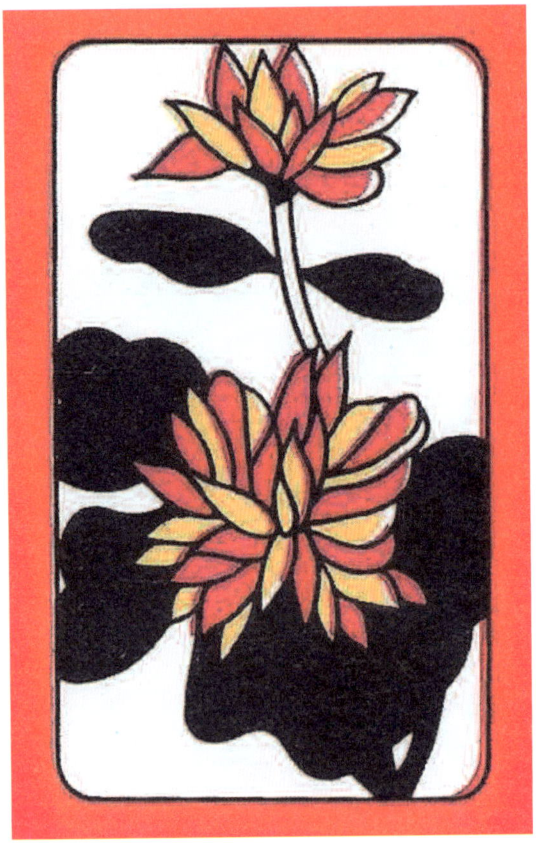

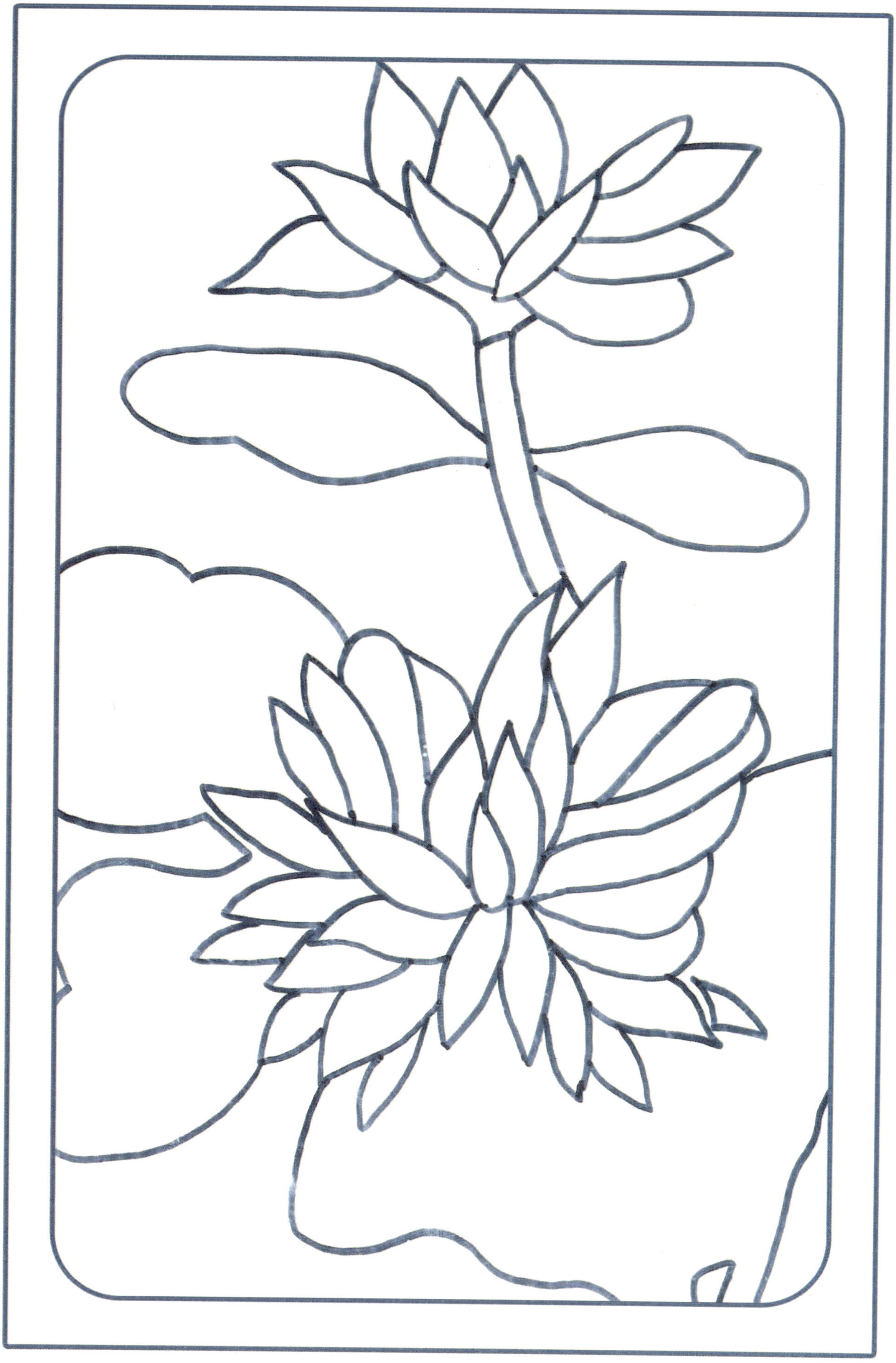

10월 단풍 : 열

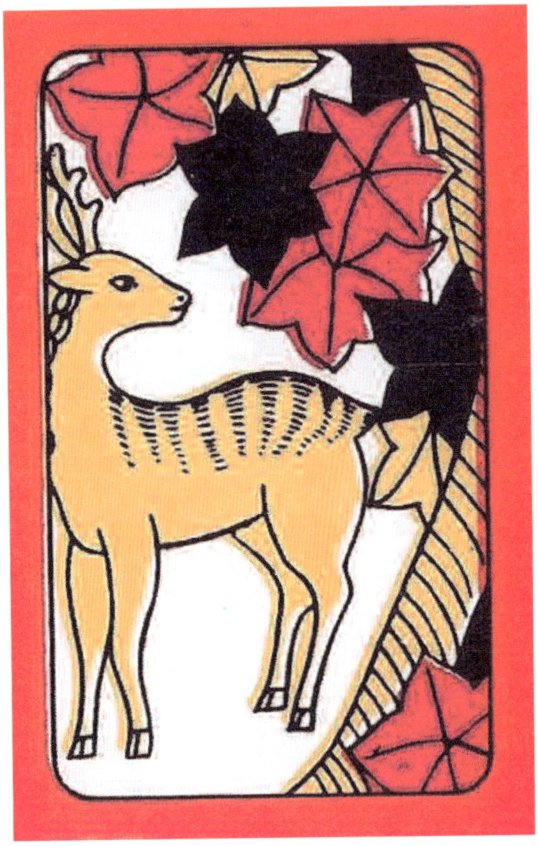

10월은 단풍의 계절입니다. 단풍이 물들기 시작할 무렵, 일본인들은 단풍나무의 색채 변화를 즐긴다고 합니다. 10자리에 함께 그려진 사슴은 일본의 근대에 유행했던 사슴사냥을 의미합니다.

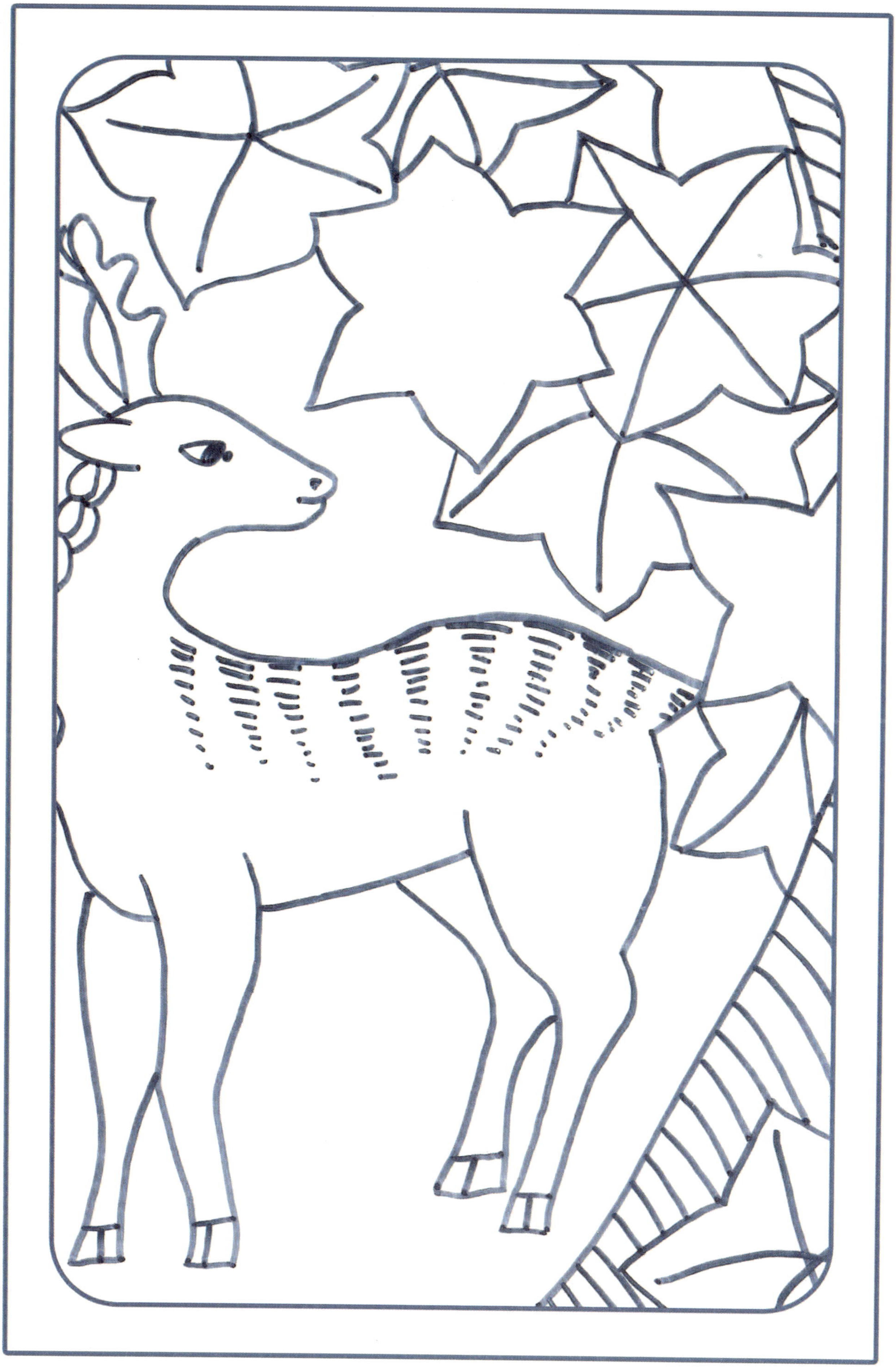

10월 단풍 : 띠

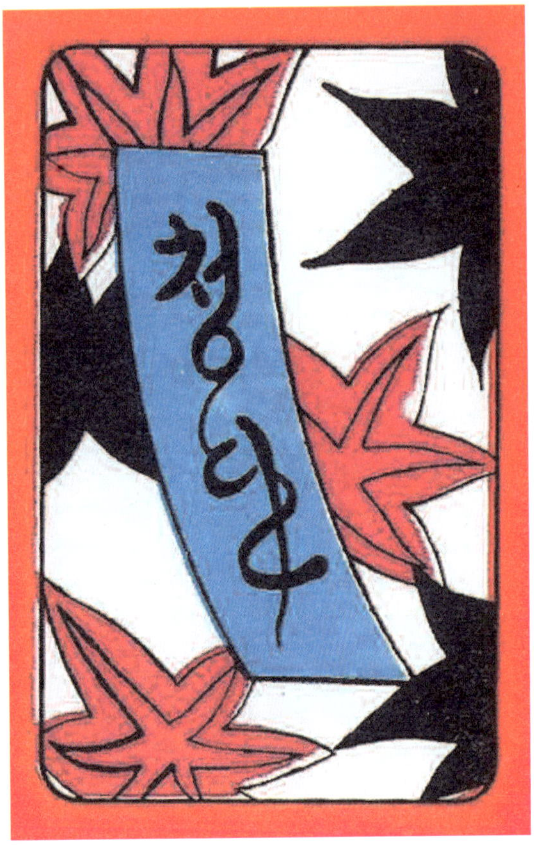

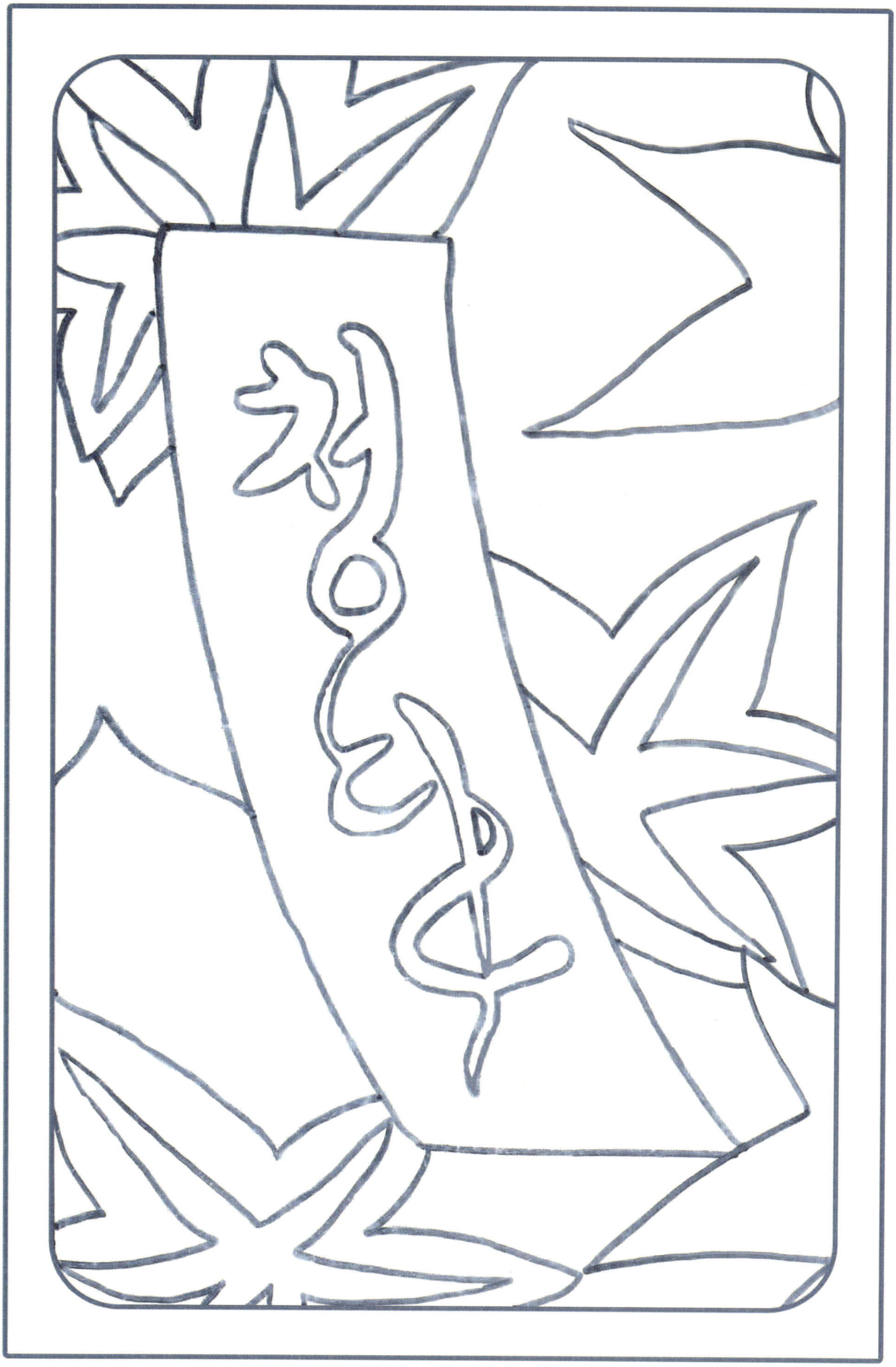

10월 단풍 : 피1

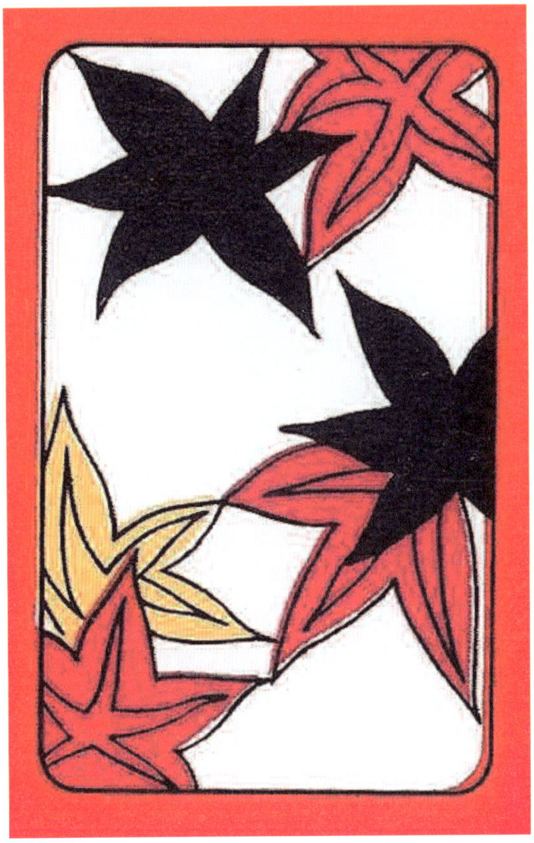

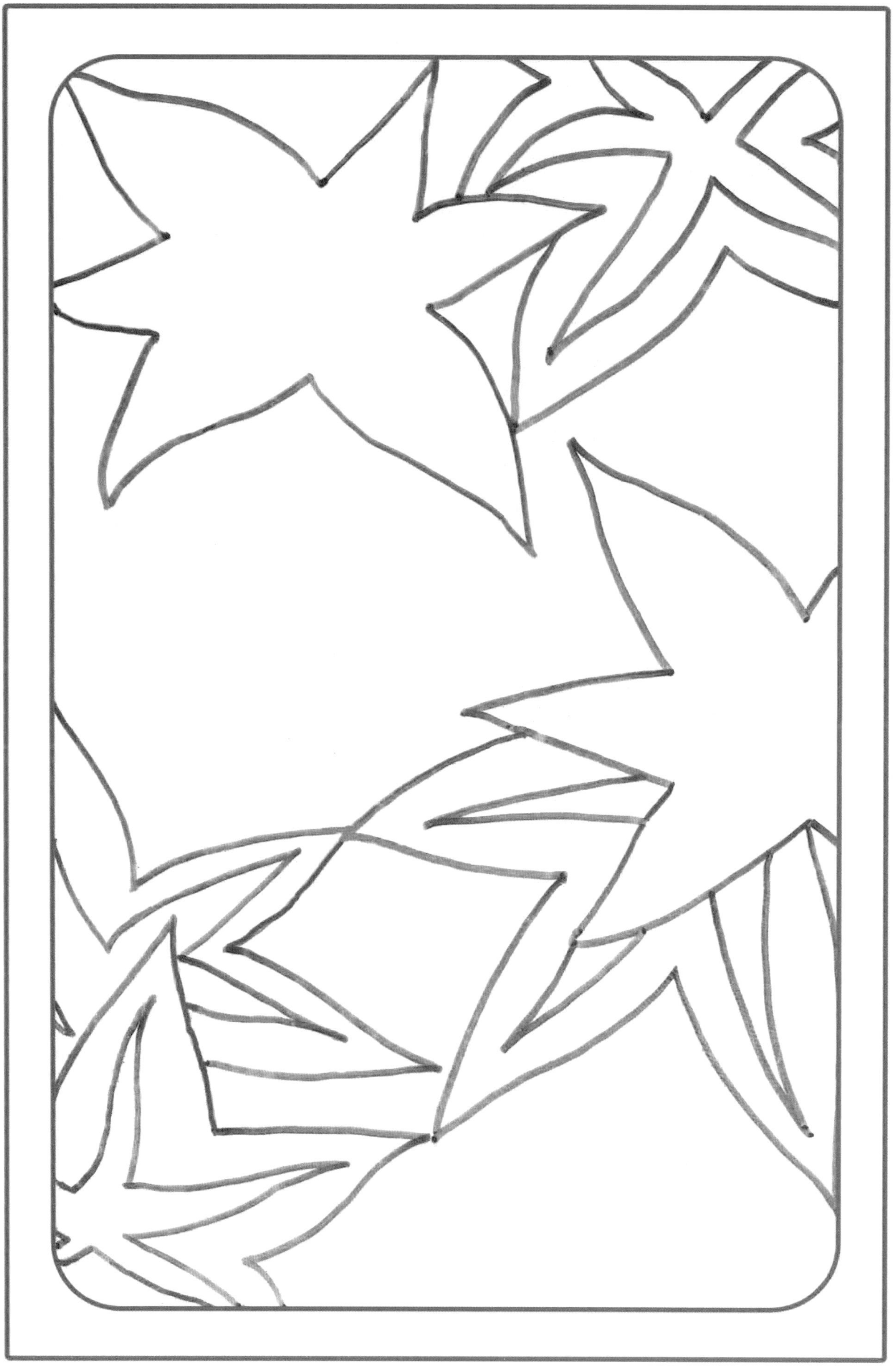

10월 단풍 : 피2

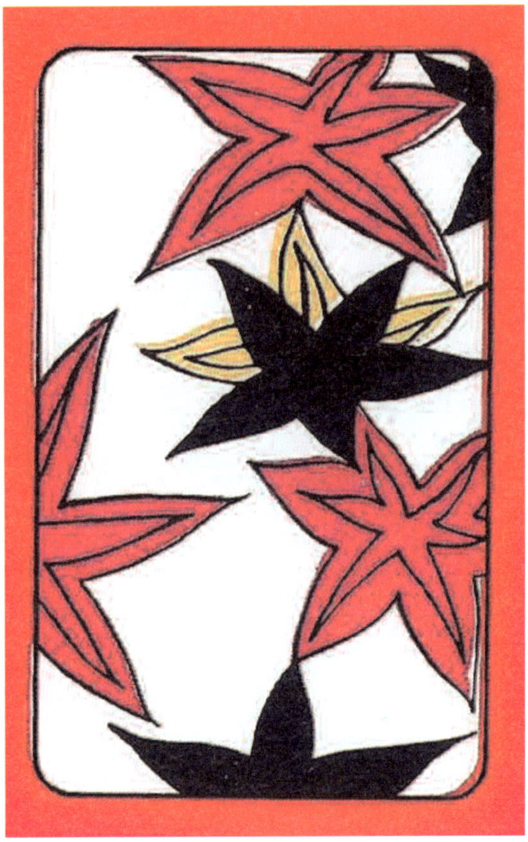

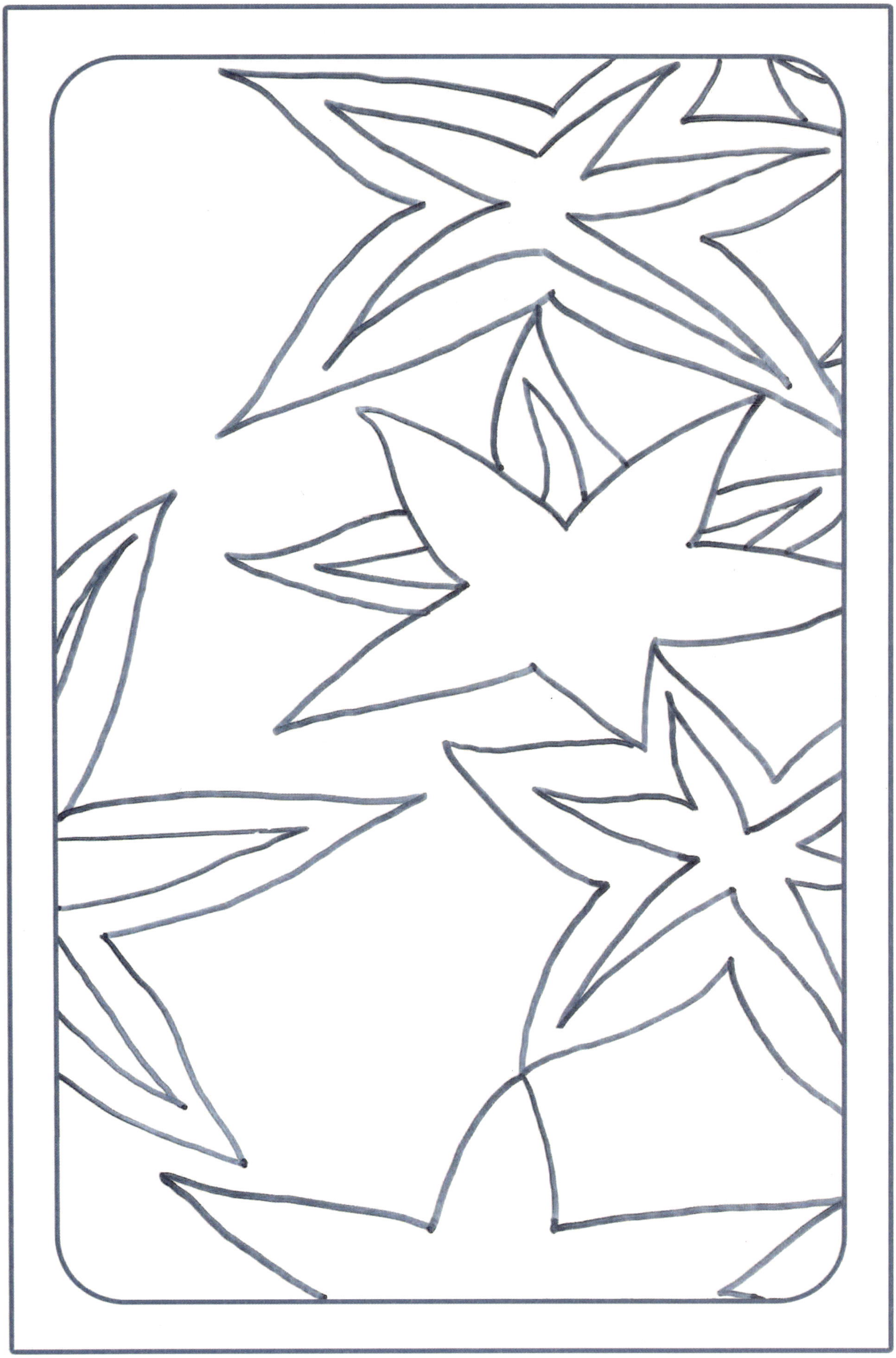

11월 오동 : 광

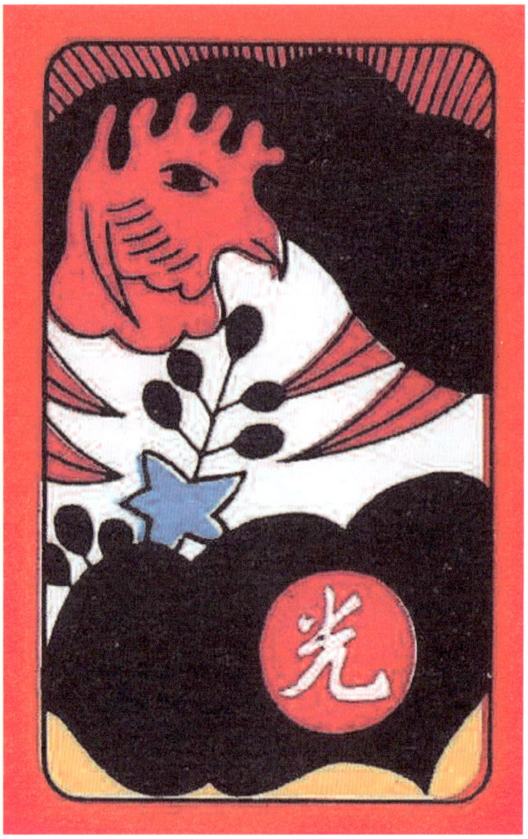

11월 오동은 가장 사랑을 받는 화투이다. 오동의 '동'을 강하게 발음해서 '똥'이라고도 한다. 오동을 일본말로 '키리(きり)'라고 하는데, 끝을 의미하는 키리와 발음이 똑같아 일본에서는 마지막 달인 12월을 상징한다. 그런데 우리나라로 넘어와서는 11월로 순서가 바뀌었다.

오동의 광에는 닭 머리 모양의 조류가 등장한다. 이는 봉황의 머리로 막부시대의 최고 권력자였던 쇼군의 지위와 품격을 상징하는 것이며, 검은색 오동잎 또한 쇼군을 상징하는 문양이다.

황색은 양극성을 지닌 색이라고 하는데, 황금과 결부되어 선호하는 반면 배설물과 결부되어 사회적으로 배척되기도 한다.

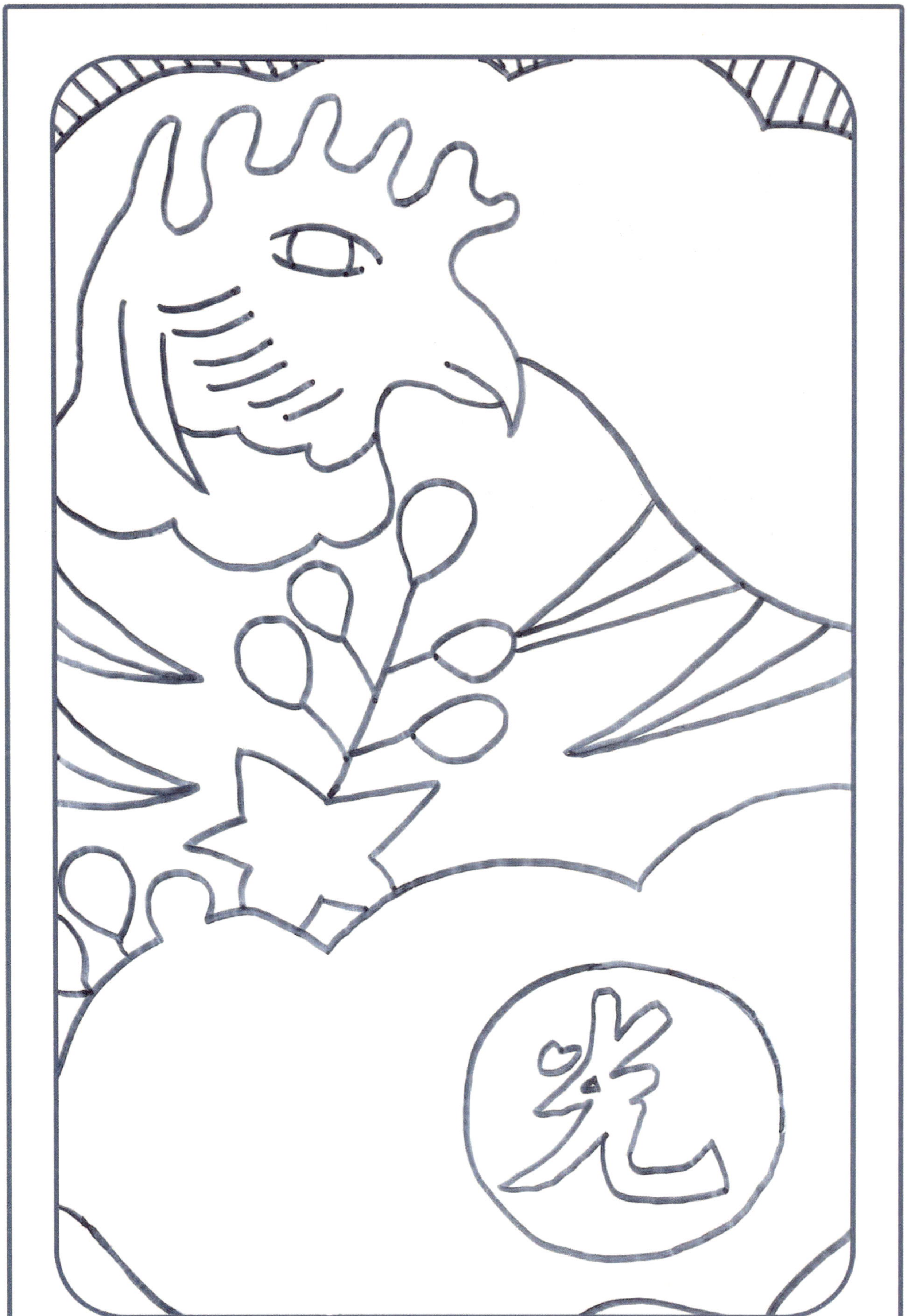
光

11월 오동 : 쌍피

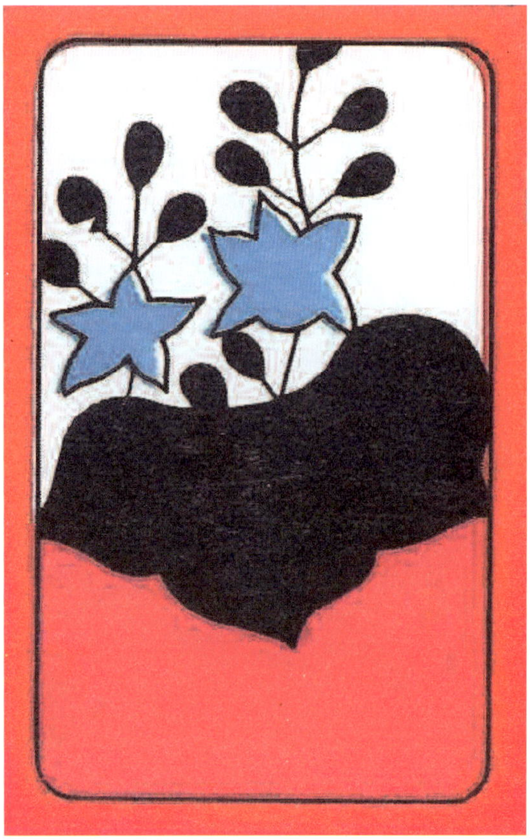

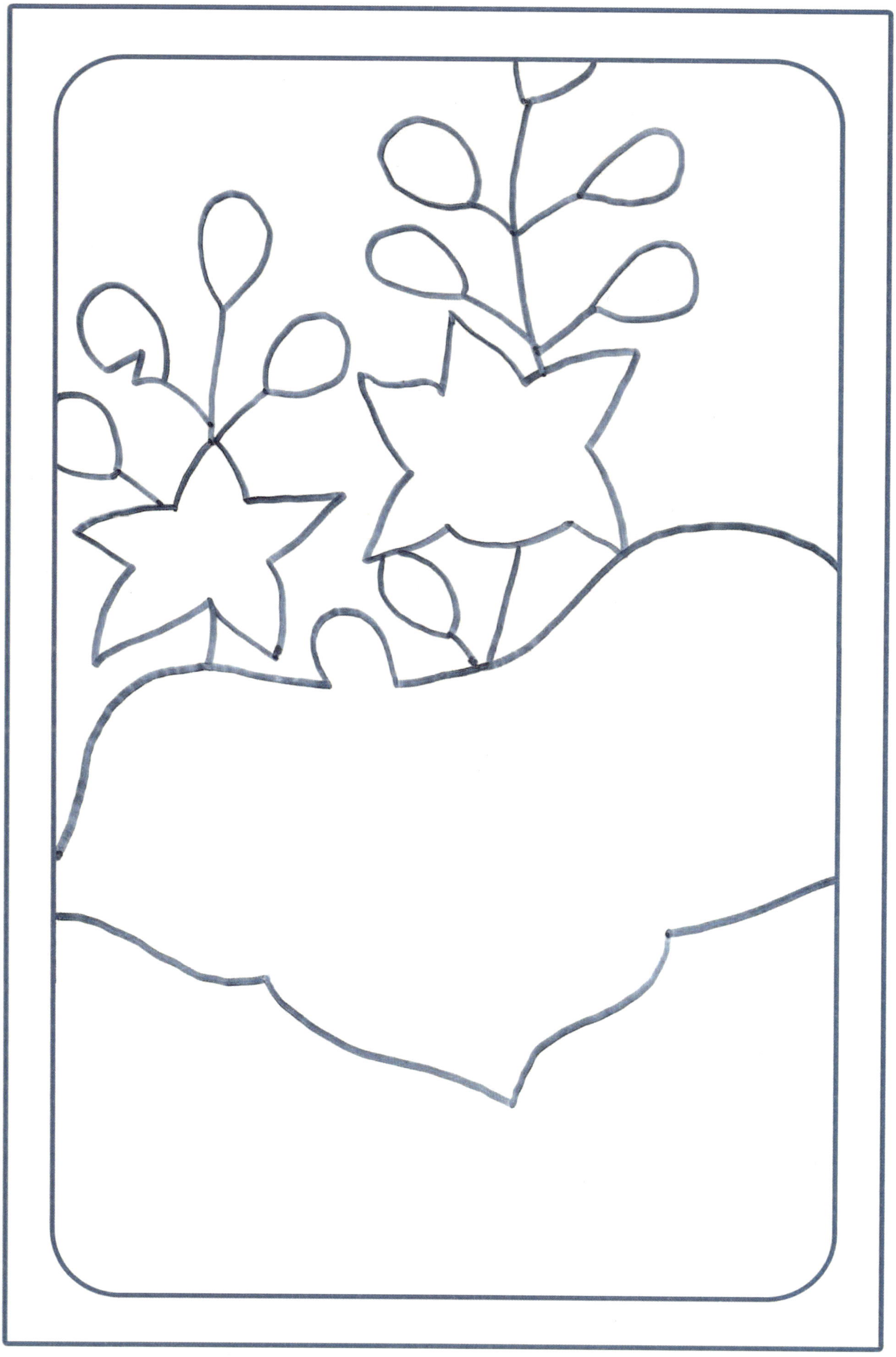

11월 오동 : 피1

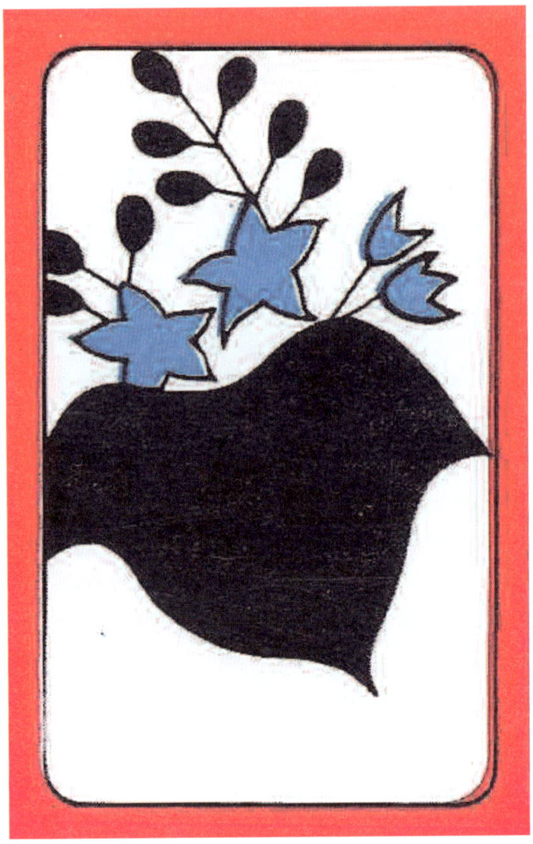

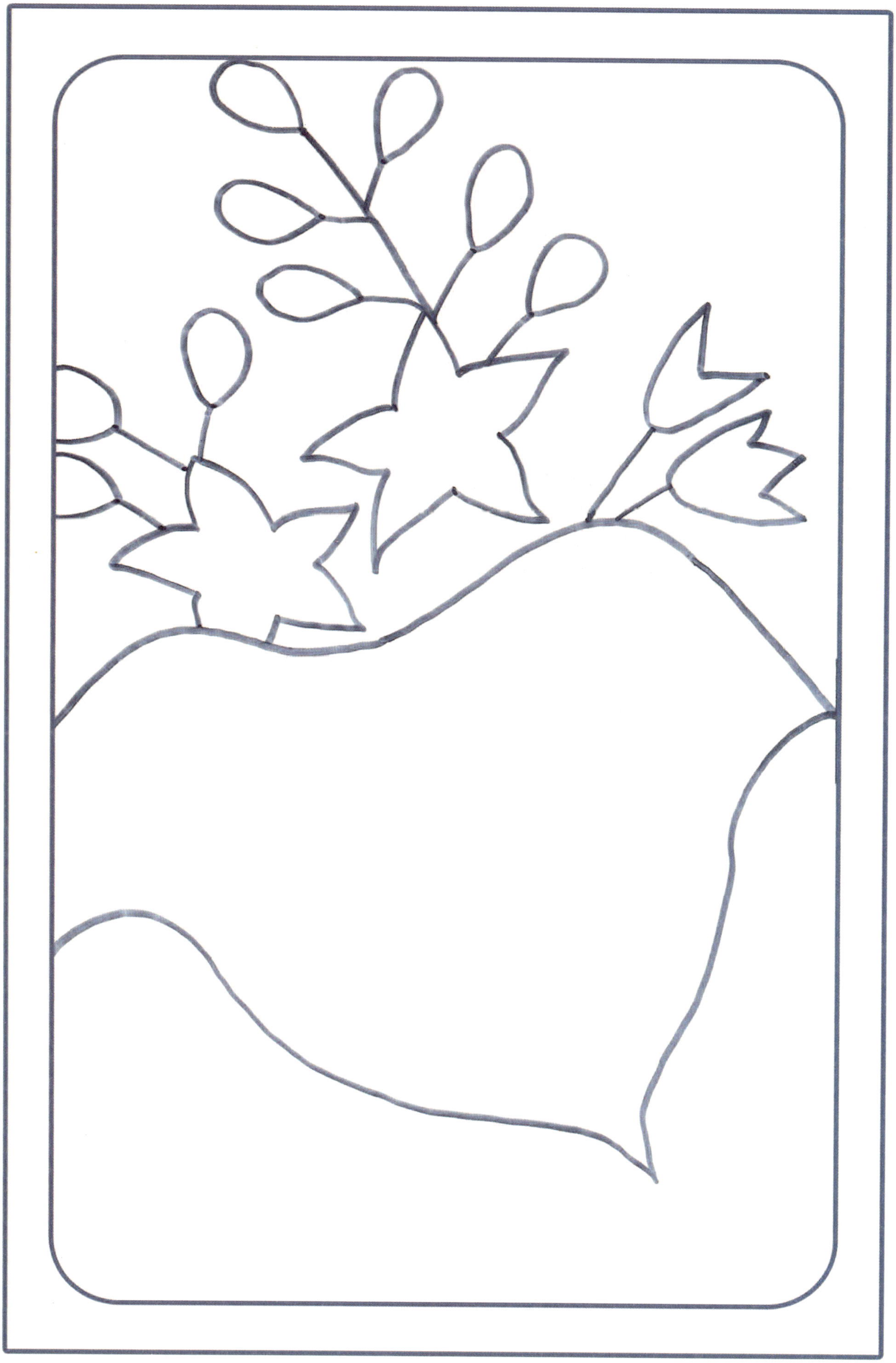

11월 오동 : 피2

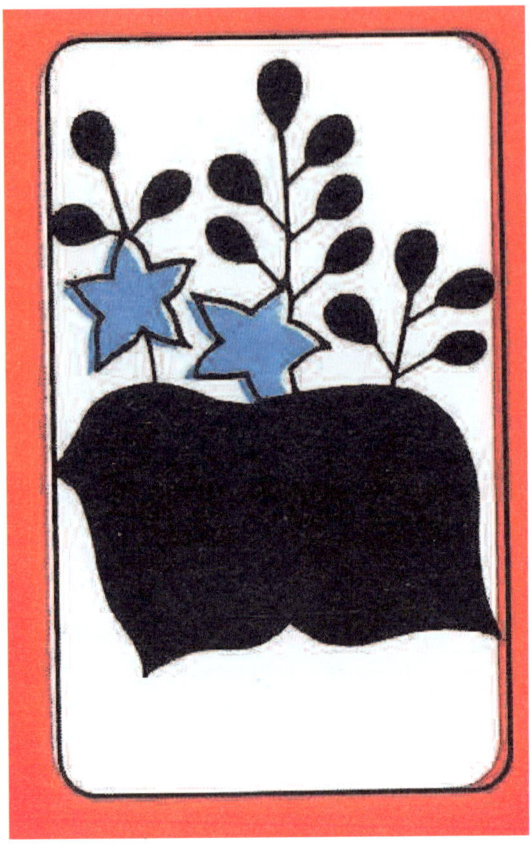

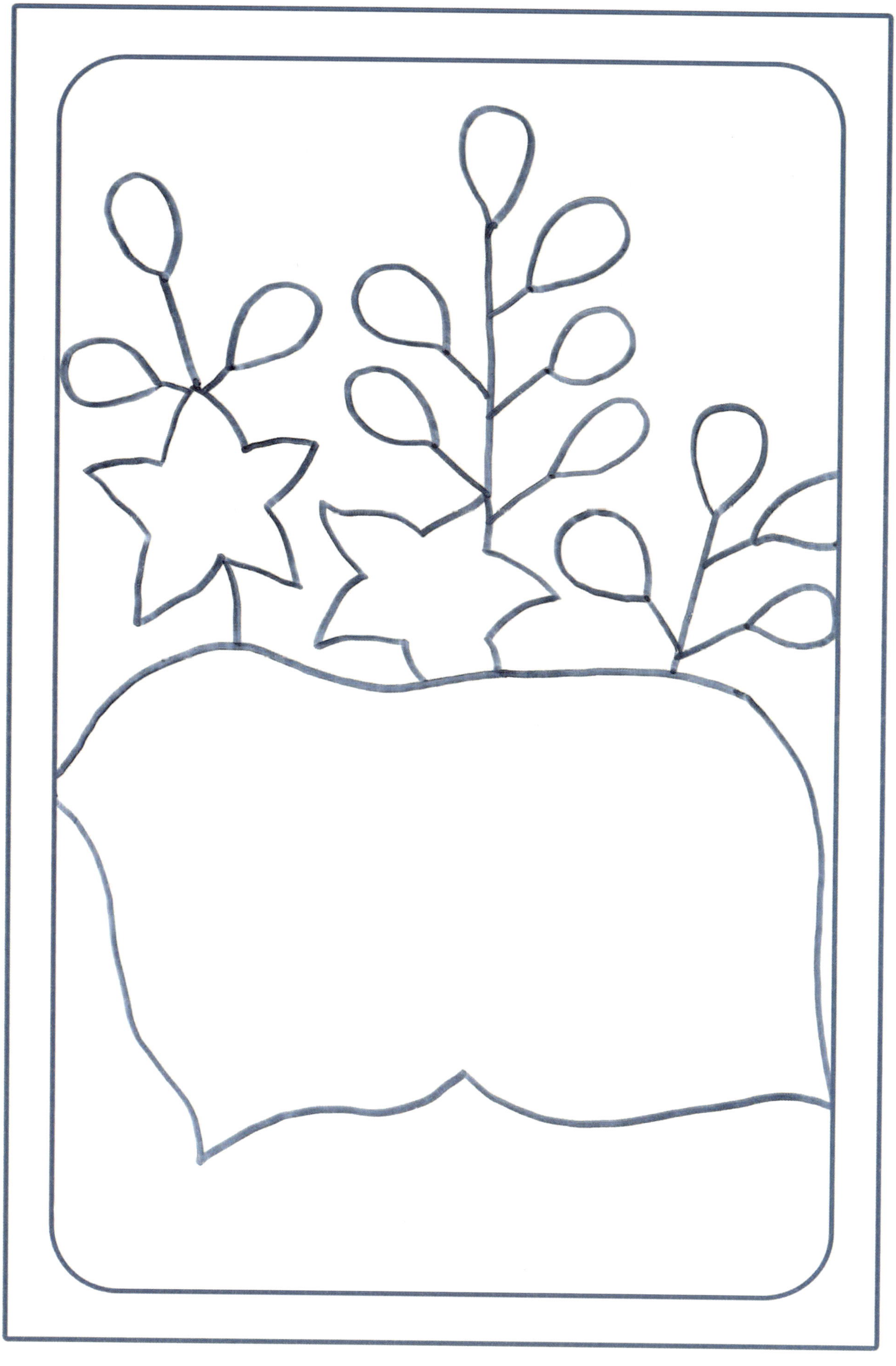

12월 비(雨) : 광

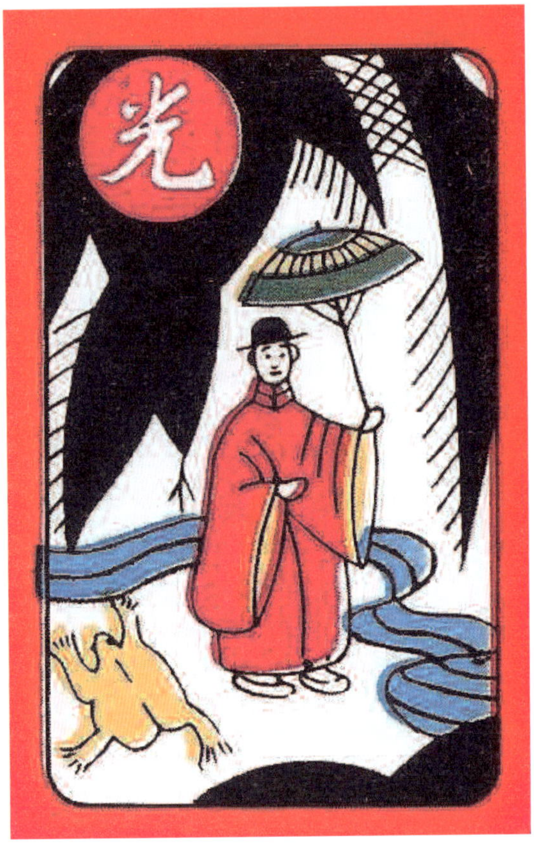

12월의 문양 비(雨)는 일본에서는 11월 문양이다. 우리나라로 건너오면서 11월과 12월의 순서가 서로 바뀌었다고 한다.

비광을 보면 한 사람이 우산을 쓰고 있고, 비광의 광(光) 자는 다른 달의 광(光) 자가 아래쪽에 있는 데 반해 위쪽에 있다.

11월이나 12월에는 비가 많이 오지 않는데 우산을 쓴 남자와 개구리가 나온다. 비는 대기 중의 수증기가 높은 곳에서 찬 공기를 만나 물방울이 되어 땅 위로 떨어지는 것이다. 빛은 물체가 광선을 흡수하거나 또는 반사하여 나타내는 빛깔을 의미한다.

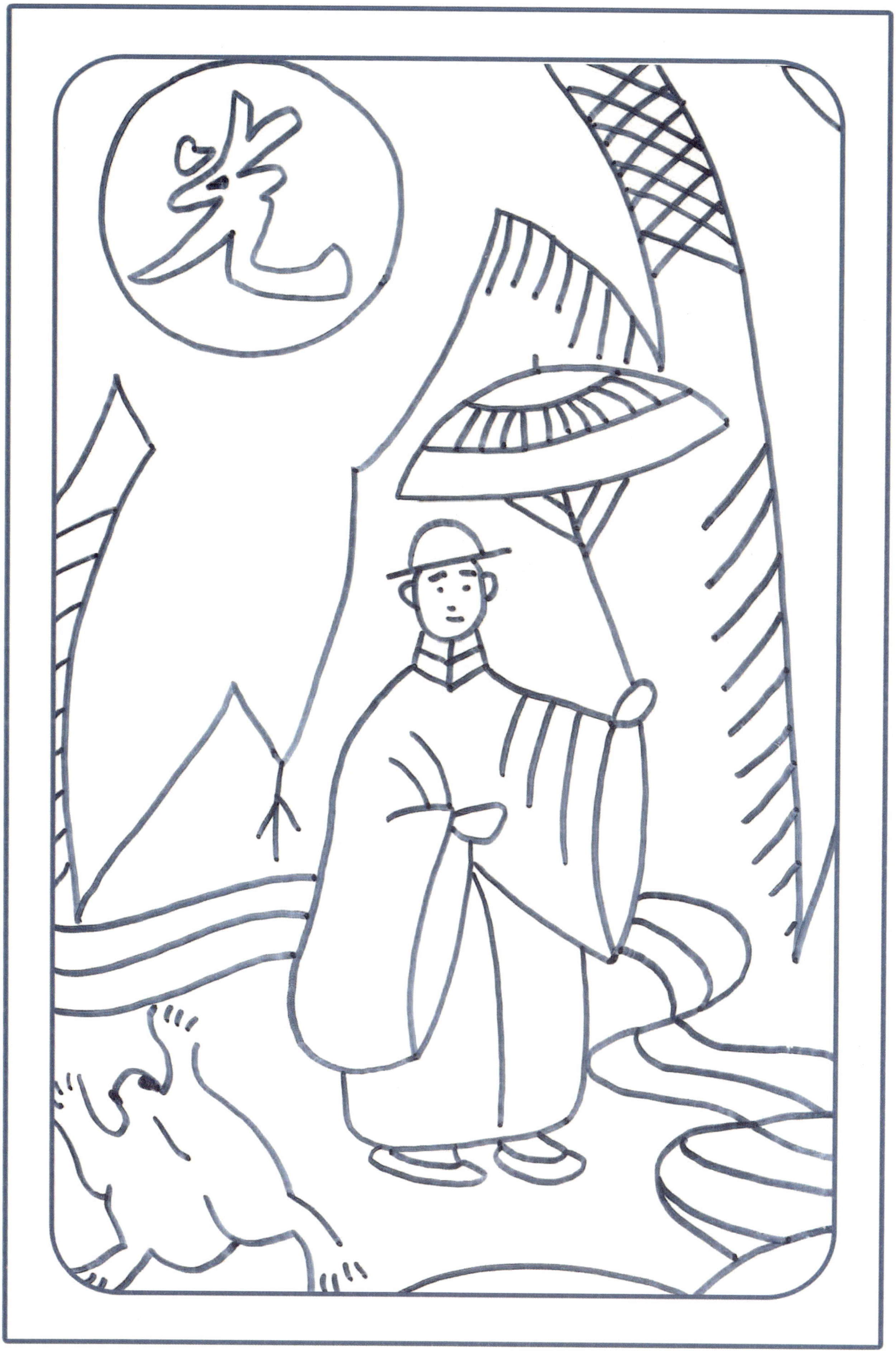
光

12월 비(雨) : 열

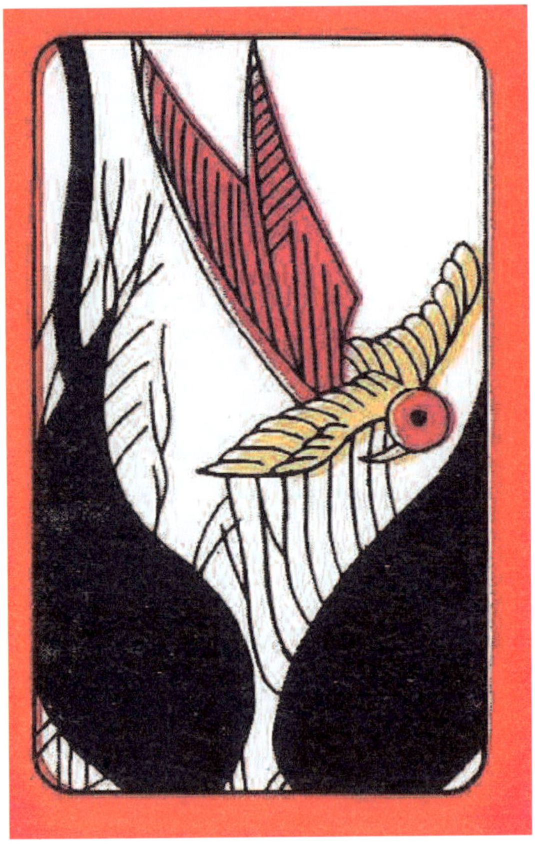

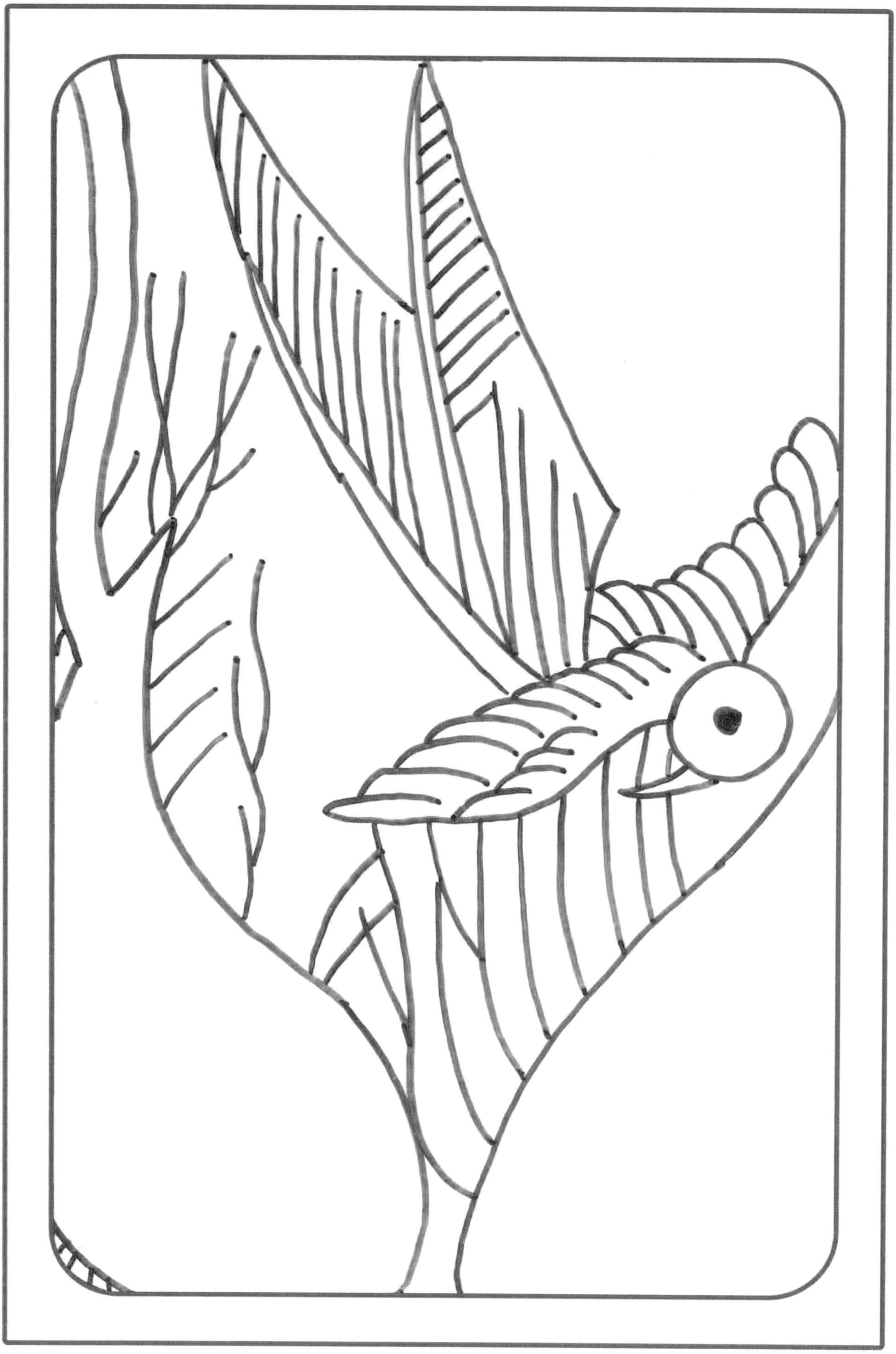

12월 비(雨) : 띠(무단)

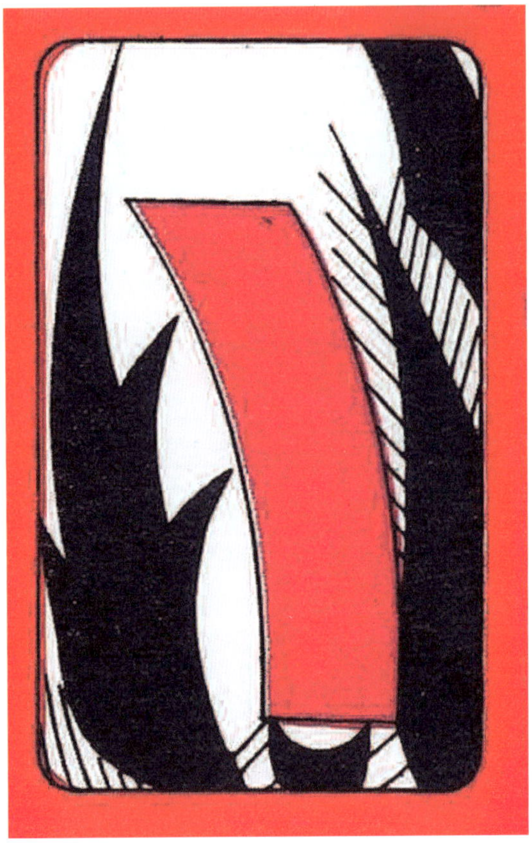

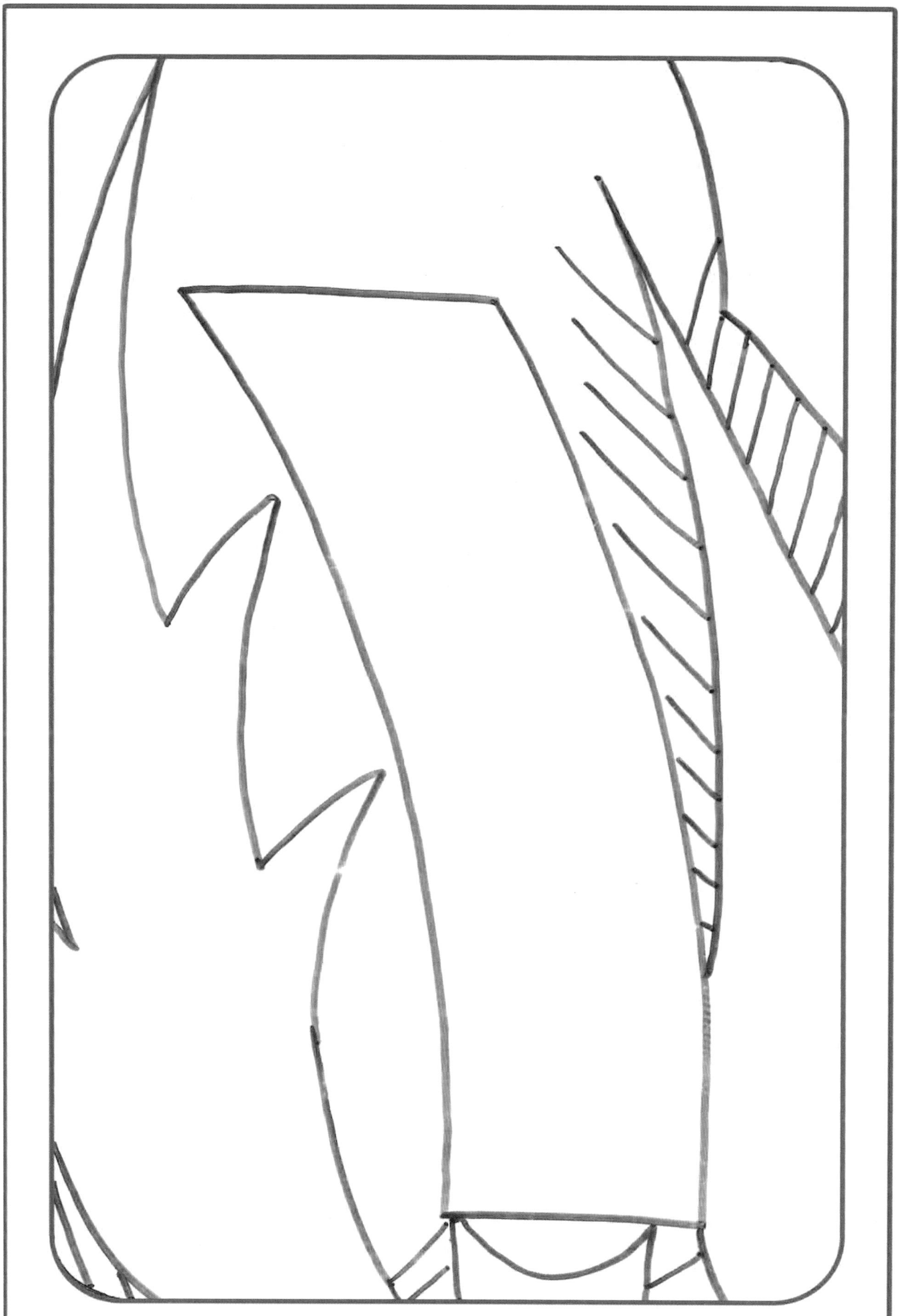

12월 비(雨) : 쌍피

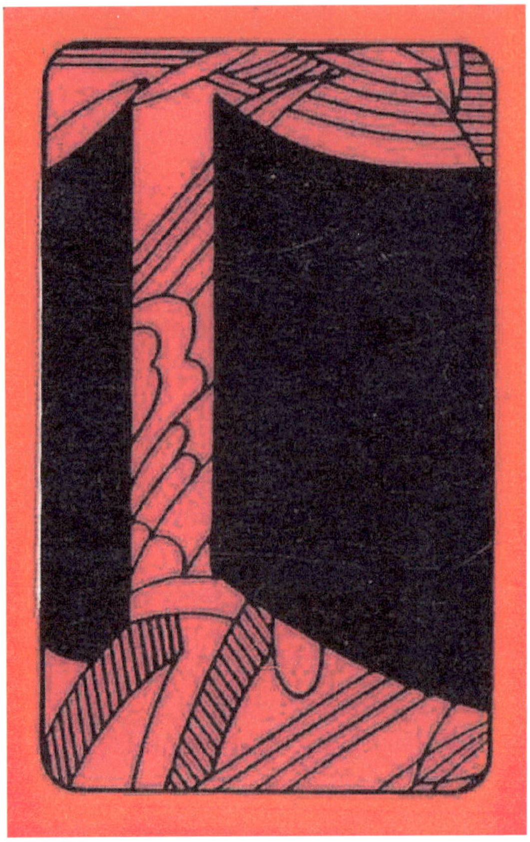

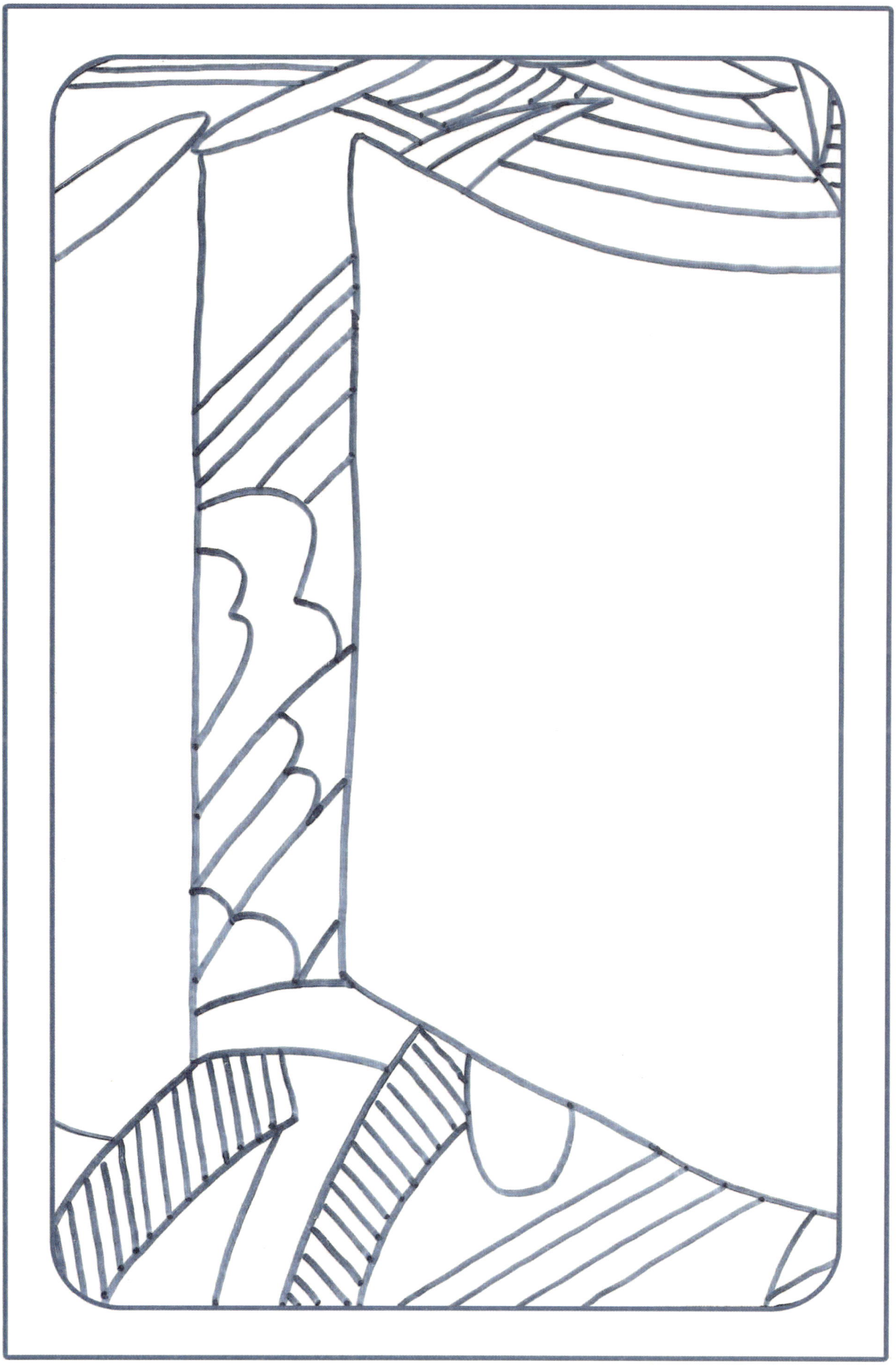

화투색칠하기 사용방법

이 책은 엮은이들이 요양원 등에서 사용한 자료들로 어르신들의 반응이 좋아 책으로 엮은 것입니다.

-현장활동가가 페이지 숫자를 알려주고 어르신이 스스로 그 숫자를 찾게 하십시오.
(예:15페이지를 펼쳐주세요, 스스로 못하시는 분들은 도와주세요.)

-페이지의 화투에 대한 설명을 유도해보세요
(예: 이 화투는 무엇입니까? 삼, 벚꽃, 광, 띠 등등)

-홀수 쪽 밑그림에 짝수 쪽의 화투를 보고 색을 칠하게 되어 있습니다.
먼저 짝수 쪽 화투 그림을 가지고 아래의 질문처럼 해보세요.

-이 동물의 이름은 무엇입니까?
-이 나무의 이름은 무엇입니까?
-무슨 꽃입니까?
-꽃은 몇 송이입니까? 활짝 핀 꽃송이 개수를 말하게 합니다.
-잎사귀는 몇 개입니까?.
-몇 가지 색이 있습니까?
-사슴은 무슨 색 인가요?
-새는 모두 몇 마리입니까?
-새가 있는 화투는 숫자가 어떻게 되나요? (정답: 1, 2, 4, 8)

등등 활동가님이 문제를 만들어보세요

-색을 칠해보세요.
옆의 원그림을 보고 똑 같이 색을 칠하셔도 되고, 자신이 좋아하는 색으로 칠하셔도 됩니다.

-칠하기가 끝나면 책을 덮고 앞에서 한 질문을 다시 한 번 해보세요.

-대답을 못하시거나 어려워하시는 분들은 도와주세요.

예시 : 화투색칠하기

<table>
<tr><td colspan="4" rowspan="2">활동 프로그램 계획서</td><td>담 당</td><td>시설장</td></tr>
<tr><td></td><td></td></tr>
<tr><td>일 자</td><td colspan="2">20○○년 월 일 요일</td><td>장 소</td><td colspan="2">○○○요양원 프로그램실</td></tr>
<tr><td>프로그램
시작시간</td><td>14:10(예시)</td><td>프로그램 종료시간</td><td>15:00</td><td>프로그램
운영시간</td><td>50분</td></tr>
<tr><td>프로그램
진행 보조자</td><td colspan="3">요양보호사 3명</td><td>프로그램
진행자</td><td>사회복지사</td></tr>
<tr><td>프로그램
주 제</td><td colspan="5">화투색칠하기 12쪽 1월 솔(송학):광</td></tr>
<tr><td>프로그램
목 표</td><td colspan="5">주의집중력, 학습 및 기억능력, 손가락 정교성 향상 및 집중력 만족감 향상 도모,전두엽 관리 기능</td></tr>
<tr><td>프로그램
진행방법</td><td colspan="5">1. 프로그램이 시작되기 전 어르신들을 모시고 나와 자리에 앉혀드린다.
2. 프로그램을 시작하기 전 간단히 좌식체조를 진행한 후 본인의 책자를 나누어드리고 프로그램에 대한 설명을 드린다.
3. 오늘 진행할 페이지를 알려드리고 그 페이지 숫자를 스스로 찾게 한다.
숫자를 모르는 분은 도와드린다.
4. 해당 페이지에 대한 간략한 설명을 한다. 어르신들께 해당 화투에 대한 느낌을 이야기하게 유도한다. 대답을 하시는 분들은 별도로 기록을 한다.
5. 사용방법에 있는 질문을 바탕으로 화투에 대한 질문을 한다.
질문을 이해하지 못하는 분들은 보호사가 도와드린다.
6. 색칠을 한다.
7. 본인의 의지에 따라 칠하고 싶은 색으로 칠하게 한다.
색칠을 힘들어하시는 분은 보호사가 도와드린다.
8. 색칠하기를 마치고 책을 덮은 다음 색칠한 화투에 대한 질문을 하고 기억회상을 유도한다. (개수 맞히기 등) 기억회상이 마무리되면 어르신들을 박수로 격려해 드리고 프로그램을 마무리한다.</td></tr>
<tr><td>준 비 물</td><td colspan="5">개인용 책자(프린트물), 사인펜, 크레파스, 색연필 등</td></tr>
<tr><td>예상참가자</td><td colspan="5">○○○,○○○ 등 (20명)</td></tr>
</table>

결과보고 : 화투색칠하기

<table>
<tr><td colspan="4" rowspan="2">프로그램 운영일지</td><td>담 당</td><td>시설장</td></tr>
<tr><td></td><td></td></tr>
<tr><td>일 자</td><td colspan="2">20○○년 월 일 요일</td><td>장 소</td><td colspan="2">○○○요양원 프로그램실</td></tr>
<tr><td>시작시간</td><td>14:10</td><td>종료시간</td><td>15:00</td><td>운영시간</td><td>50분</td></tr>
<tr><td>보 조 자</td><td colspan="3">요양보호사 각자의 이름 입력</td><td>진행자</td><td>○○○</td></tr>
<tr><td>주 제</td><td colspan="5">화투색칠하기 12쪽 1월 솔(송학):광</td></tr>
<tr><td>목 표</td><td colspan="5">주의 집중력, 학습 및 기억능력, 손가락 정교성 향상 및 집중력 만족감 향상 도모, 전두엽 관리 기능</td></tr>
<tr><td>프로그램 진행방법</td><td colspan="5">1. 프로그램이 시작되기 전 어르신들을 모시고 나와 자리에 앉혀드렸다.
2. 프로그램을 시작하기 전 간단히 좌식체조를 진행한 후 본인의 책자를 나누어드리고 프로그램에 대한 설명을 드렸다.
3. 오늘 진행할 페이지를 알려드리고 그 페이지 숫자를 스스로 찾게 했다. 숫자를 모르시는 분은 보호사가 도와드렸다.
4. 해당 페이지의 화투에 대한 간략한 설명을 했다. 어르신들께 해당 화투에 대한 느낌을 이야기하게 유도했다. 대답을 하시는 분들은 별도로 기록을 했다.
5. 사용방법에 있는 질문을 바탕으로 화투에 대한 질문을 했다. 질문을 잘 이해 못하는 분들은 보호사가 도와드렸다.
6. 색칠을 했다. 대부분 검은색과 빨강색으로 색을 칠했다.
7. 몇 분은 본인의 의지에 따라 칠하고 싶은 색으로 칠하게 했다. 색칠을 힘들어하시는 분은 보호사가 도와드렸다.
8. 색칠하기를 마치고 책을 덮은 다음 색칠한 화투에 대한 질문을 하고 기억회상을 유도했다. (개수 맞히기 등) 기억회상이 마무리되고 어르신들을 박수로 격려해 드리고 프로그램을 마무리했다.</td></tr>
<tr><td>준 비 물</td><td colspan="5">개인용 책자(프린트물), 사인펜, 크레파스, 색연필 등</td></tr>
<tr><td>관찰결과</td><td colspan="5">화투안의 그림에 대한 질문에 틀린 분들은 다시 집중하여 그림을 살펴보심.
색을 칠하며 화투의 이름을 말하고 화투에 대한 기억을 회상시켜 말씀을 하시게 함.</td></tr>
<tr><td>참가인원</td><td colspan="5">김○○, 이○○, 박○○, 정○○, 조○○, 최○○, 황○○, 강○○,임○○(9명)</td></tr>
<tr><td>불참가인원</td><td colspan="5">현○○-인지부족, 김○○-인지부족, 최○○-거부, 유○○-기력부족, 이○○-거부,
정○○-거부, 유○○-거부, 김○○-거부, 최○○-거부, 한○○-기력부족 (10명)</td></tr>
<tr><td>평가 및 관리</td><td colspan="5">어르신들의 화투색칠하기 위한 주의 집중력과, 손가락 정교성 향상 및 기억력 향상에 도움이 됐다고 생각됨.</td></tr>
<tr><td rowspan="4">대상자 의견</td><td>대상자명</td><td>성별</td><td colspan="3">의견 및 반응</td></tr>
<tr><td>김○○</td><td>남</td><td colspan="3">화투에 대한 이름을 모르고 이해를 못해 보호사의 도움을 받아 진행했다.</td></tr>
<tr><td>이○○</td><td>여</td><td colspan="3">가장 먼저 대답을 하고, 화투의 이름과 설명을 하셨다.</td></tr>
<tr><td>박○○</td><td>여</td><td colspan="3">페이지를 알려드렸지만 숫자를 인지 못해 펼치지 못하여, 보호사의 도움으로 화투 페이지를 찾으셨다.</td></tr>
</table>

부록1 뇌건강 증진을 위한 프로그램

윌리스 뇌건강 학습지

윌리스 뇌건강학습지는 사용자의 뇌를 골고루 활설화시켜, 건강하고 즐거운 삶을 유지하는 것을 목표로 합니다.

우리뇌의 기능을 8가지 영역으로 나누고, 그에 맞추어 문제들을 제작하였습니다. 한회의 8문제를 모두 풀어 지남력, 주의력, 지각력, 기억력, 개념형성 및 추리력, 관리기능 및 운동작업 능력, 구성능력, 언어기능 모두를 자극하도록 설계하였습니다.

<table>
<tr><th>지남력</th><th>주의력</th><th>지각력</th><th>기억력</th></tr>
<tr>
<td>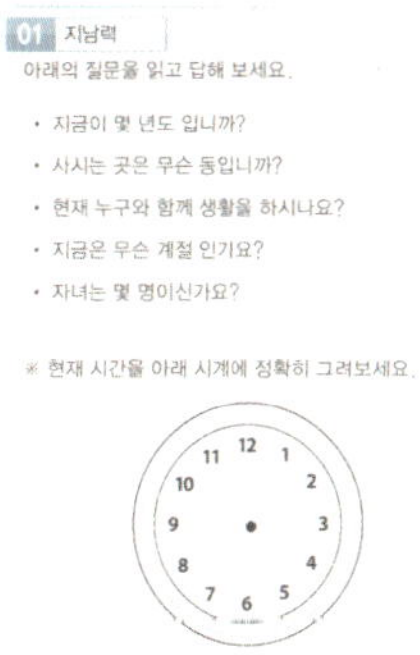
01 지남력
아래의 질문을 읽고 답해 보세요.
• 지금이 몇 년도 입니까?
• 사시는 곳은 무슨 동입니까?
• 현재 누구와 함께 생활을 하시나요?
• 지금은 무슨 계절 인가요?
• 자녀는 몇 명이신가요?
※ 현재 시간을 아래 시계에 정확히 그려보세요.
</td>
<td>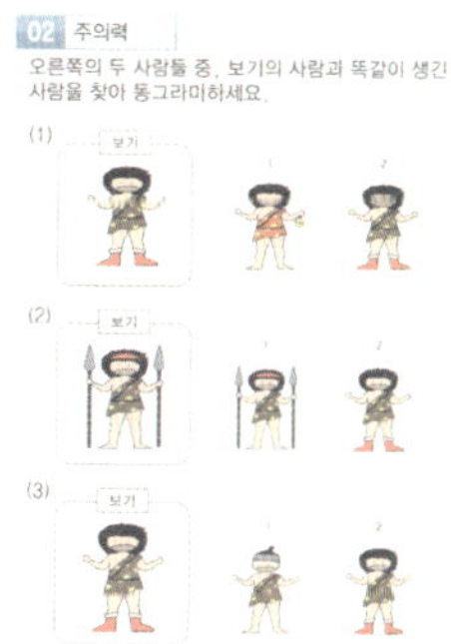
02 주의력
오른쪽의 두 사람들 중, 보기의 사람과 똑같이 생긴 사람을 찾아 동그라미하세요.
(1) 보기
(2) 보기
(3) 보기</td>
<td>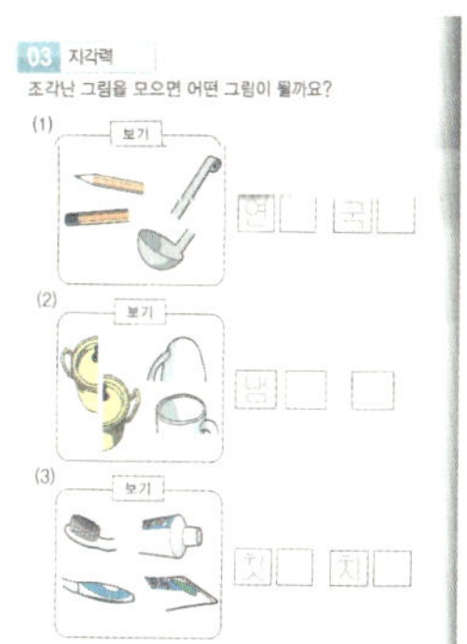
03 지각력
조각난 그림을 모으면 어떤 그림이 될까요?
(1) 보기
(2) 보기
(3) 보기</td>
<td>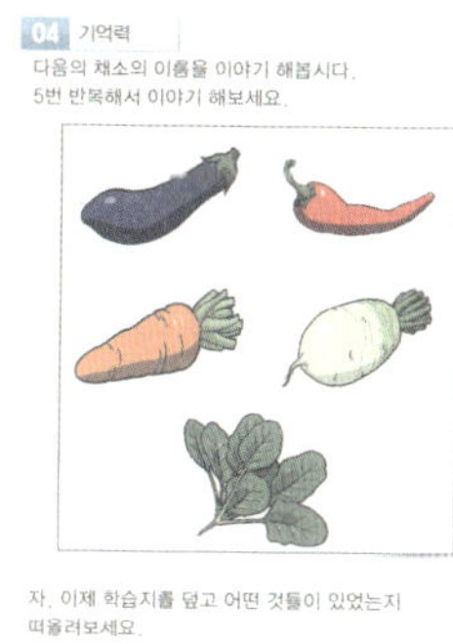
04 기억력
다음의 채소의 이름을 이야기 해봅시다.
5번 반복해서 이야기 해보세요.
자, 이제 학습지를 덮고 어떤 것들이 있었는지 떠올려보세요.</td>
</tr>
<tr><th>개념형성과 추리력</th><th>관리기능 및 운동작업</th><th>구성능력</th><th>언어 및 언어연관기능</th></tr>
<tr>
<td>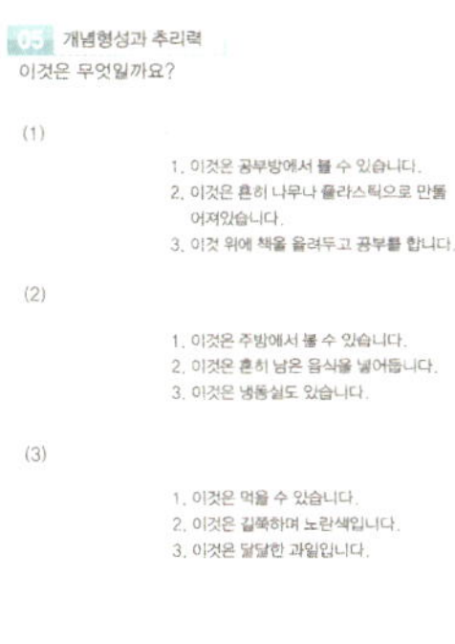
05 개념형성과 추리력
이것은 무엇일까요?
(1)
1. 이것은 공부방에서 볼 수 있습니다.
2. 이것은 흔히 나무나 플라스틱으로 만들어져있습니다.
3. 이것 위에 책을 올려두고 공부를 합니다.
(2)
1. 이것은 주방에서 볼 수 있습니다.
2. 이것은 흔히 남은 음식을 넣어둡니다.
3. 이것은 냉동실도 있습니다.
(3)
1. 이것은 먹을 수 있습니다.
2. 이것은 길쭉하며 노란색입니다.
3. 이것은 달달한 과일입니다.</td>
<td>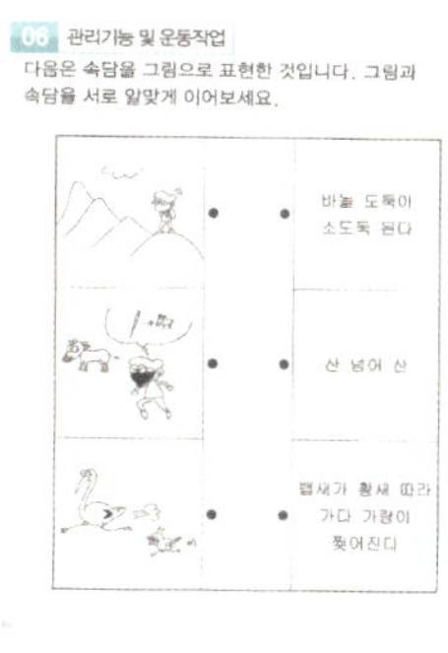
06 관리기능 및 운동작업
다음은 속담을 그림으로 표현한 것입니다. 그림과 속담을 서로 알맞게 이어보세요.
바늘 도둑이 소도둑 된다
산 넘어 산
뱁새가 황새 따라가다 가랑이 찢어진다</td>
<td>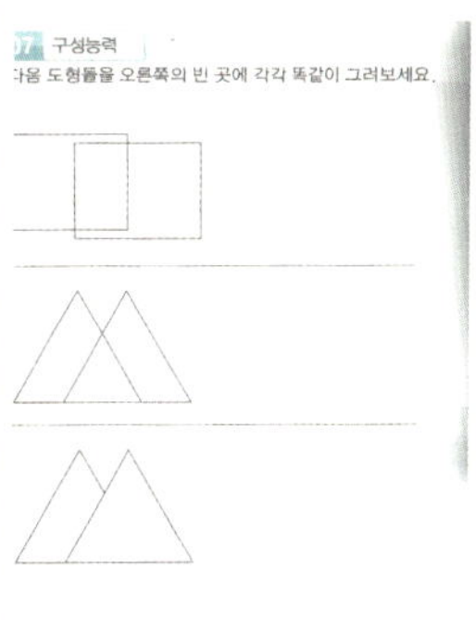
07 구성능력
다음 도형들을 오른쪽의 빈 곳에 각각 똑같이 그려보세요.</td>
<td>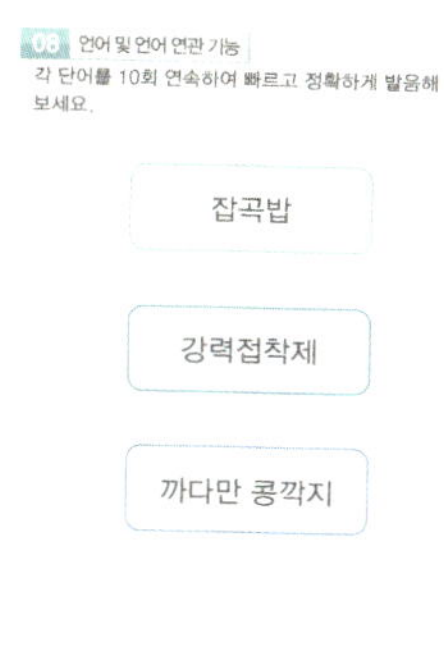
08 언어 및 언어 연관 기능
각 단어를 10회 연속하여 빠르고 정확하게 발음해 보세요.
잡곡밥
강력접착제
까다만 콩깍지</td>
</tr>
</table>

부록2 ART-BRAIN HEALTH-그림을 통한 뇌 운동법1

인지재활심리사를 위한 숨은그림찾기

숨은그림찾기는 관리기능, 시공간 지각력, 기억력 등을 활성화시키지만, 특히 주의력에서 더 효과적이다. 주의력은 모든 인지기능의 기본이 되는 능력으로, 주의력의 향상만으로도 다른 기능의 개선 효과를 얻을 수 있다.

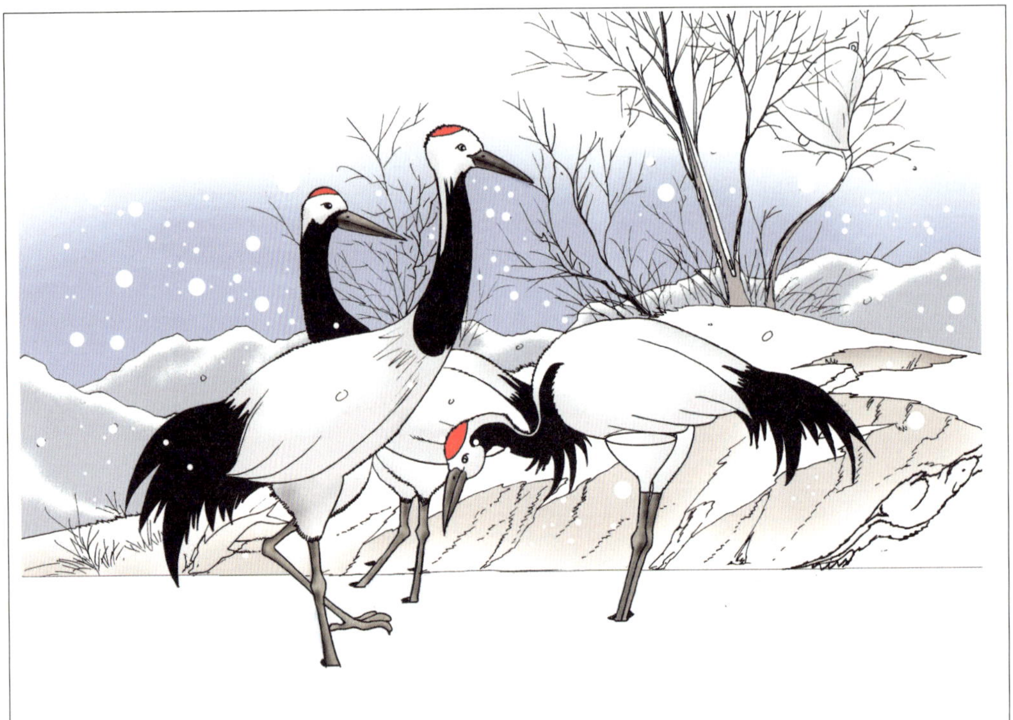

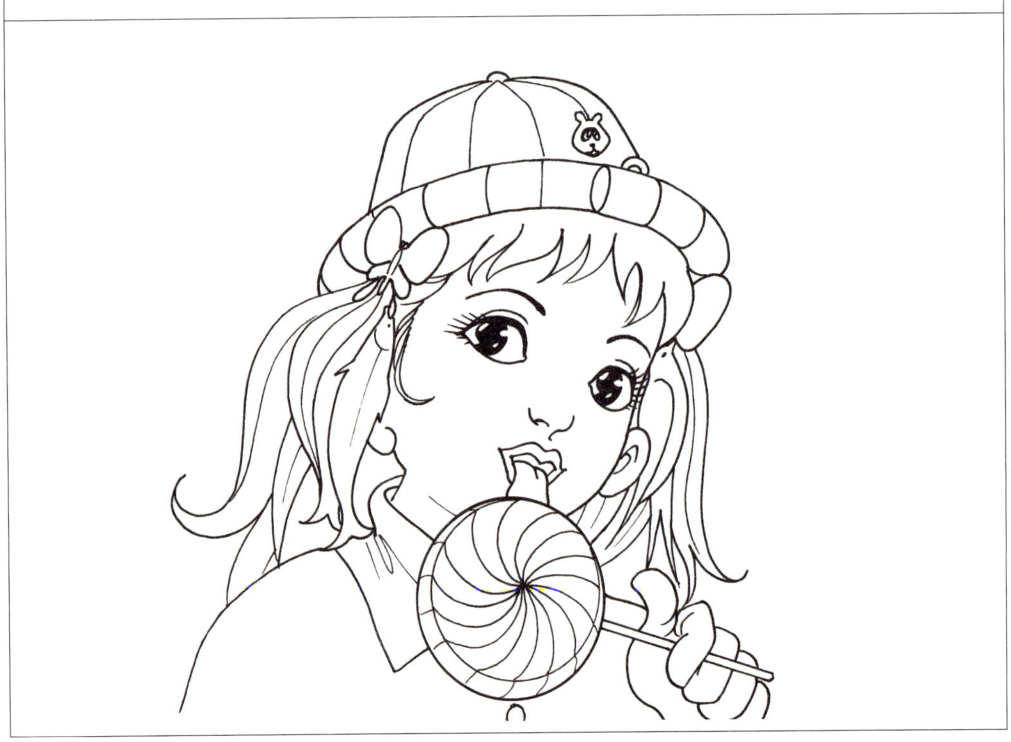

부록3 ART-BRAIN HEALTH-그림을 통한 뇌 운동법2

인지재활심리사를 위한 틀린그림찾기

틀린그림찾기는 관리기능, 시공간 지각력, 기억력 등을 활성화시키지만, 특히 주의력에서 더 효과적이다. 주의력은 모든 인지기능의 기본이 되는 능력으로, 주의력의 향상만으로도 다른 기능의 개선 효과를 얻을 수 있다.

틀린그림찾기 Level 5

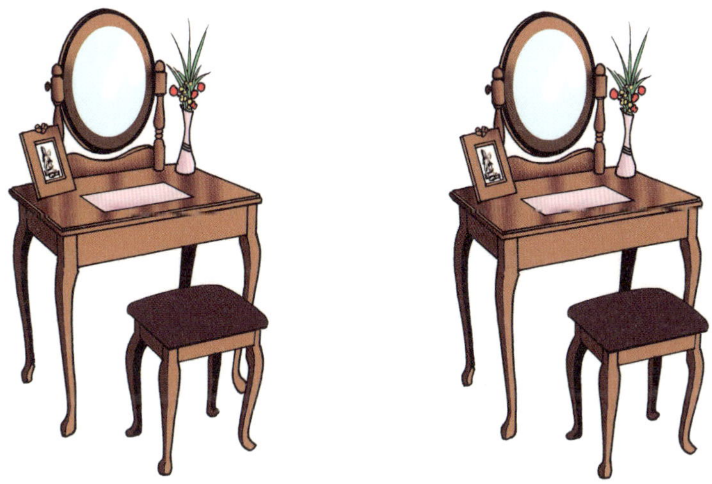

색칠하기

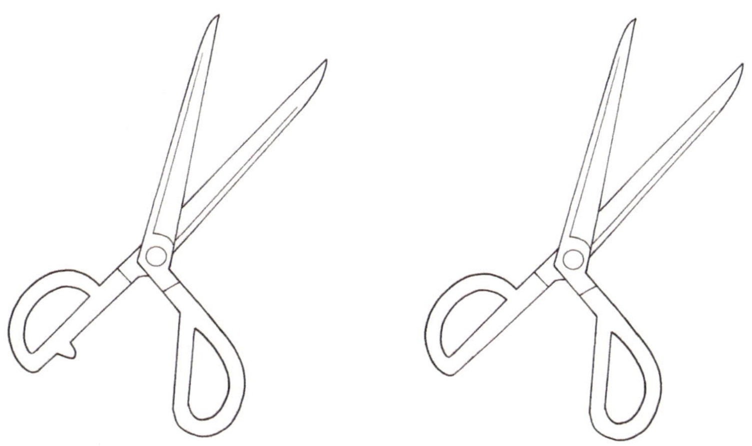

부록4 치매예방활동 시리즈2

현장활동가를 위한 이야기 미로찾기

이야기 미로찾기는 어르신들이 바탕 그림에서 직접 길을 찾아가는 형식입니다. 누구나 알고 있는 전래동화와 외국의 동화로 구성되어 있습니다. 과거에 읽었거나 들었던 이야기에 대한 기억을 떠오르게 하는 기억회상요법으로 치매를 예방할 수 있도록 구성하였었습니다.

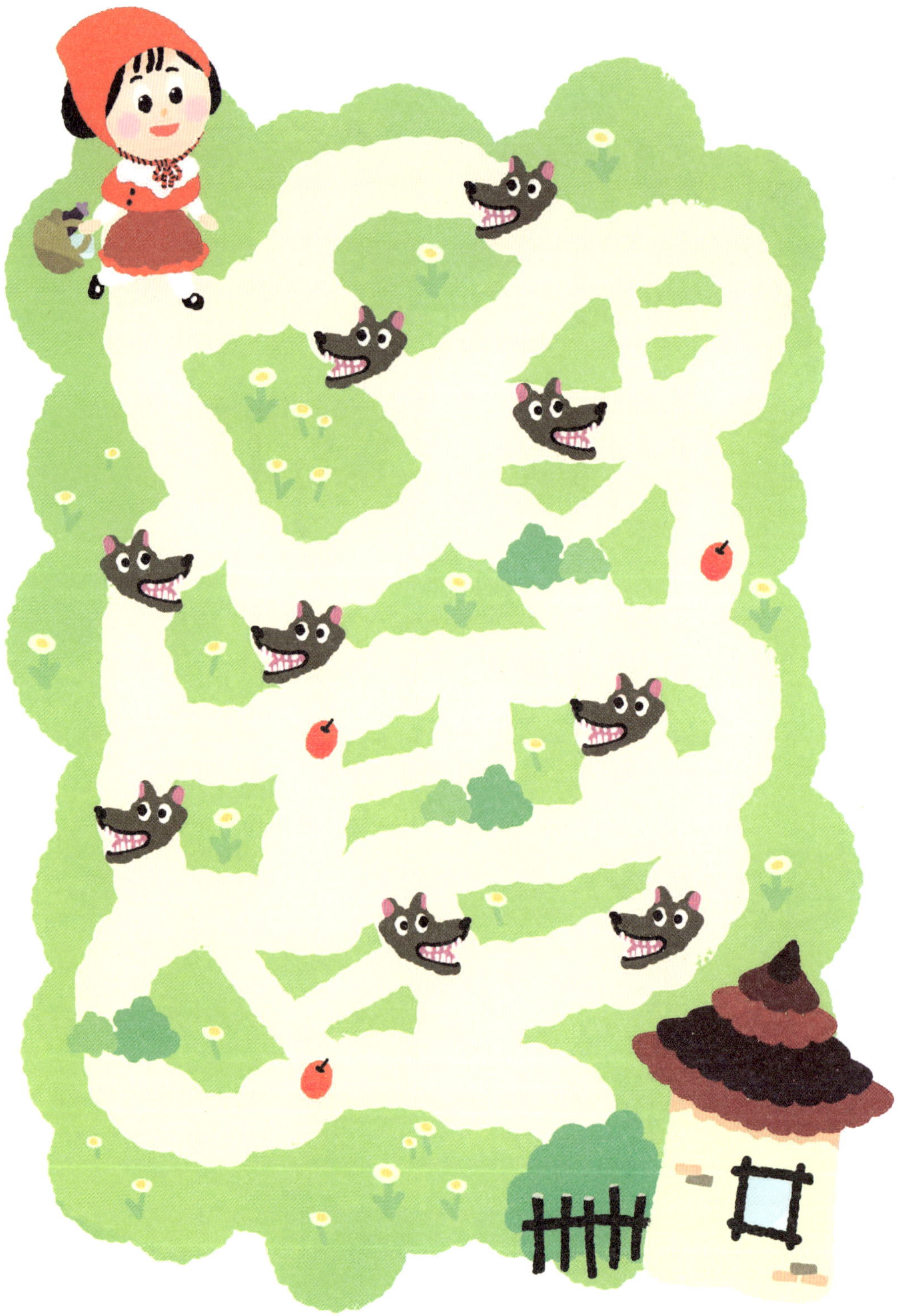

현장활동가를 위한 이야기 미로찾기

그림에 색을 칠해보세요.

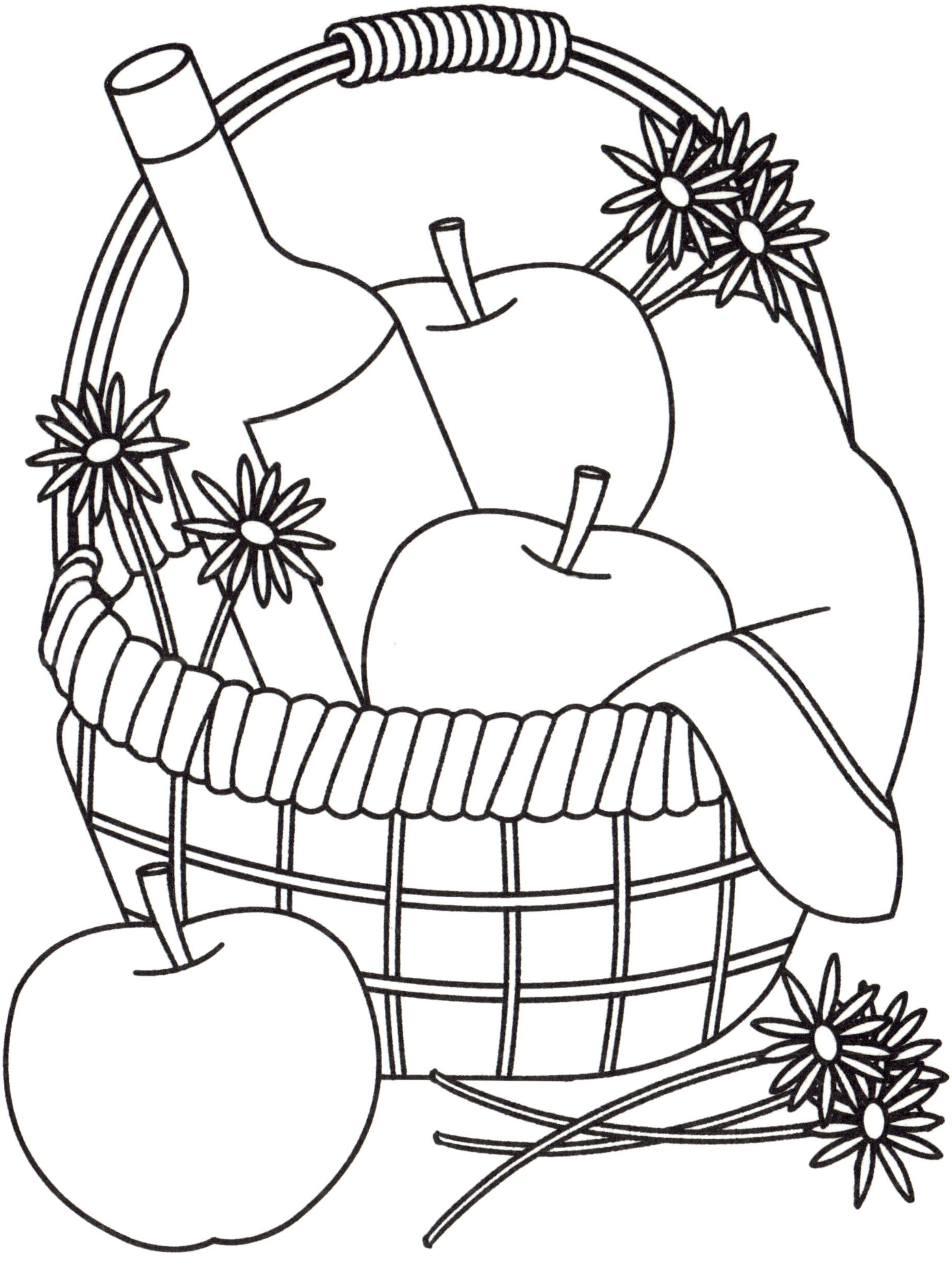

현장활동가를 위한 이야기 미로찾기

모자이크 꾸미기를 해보세요.

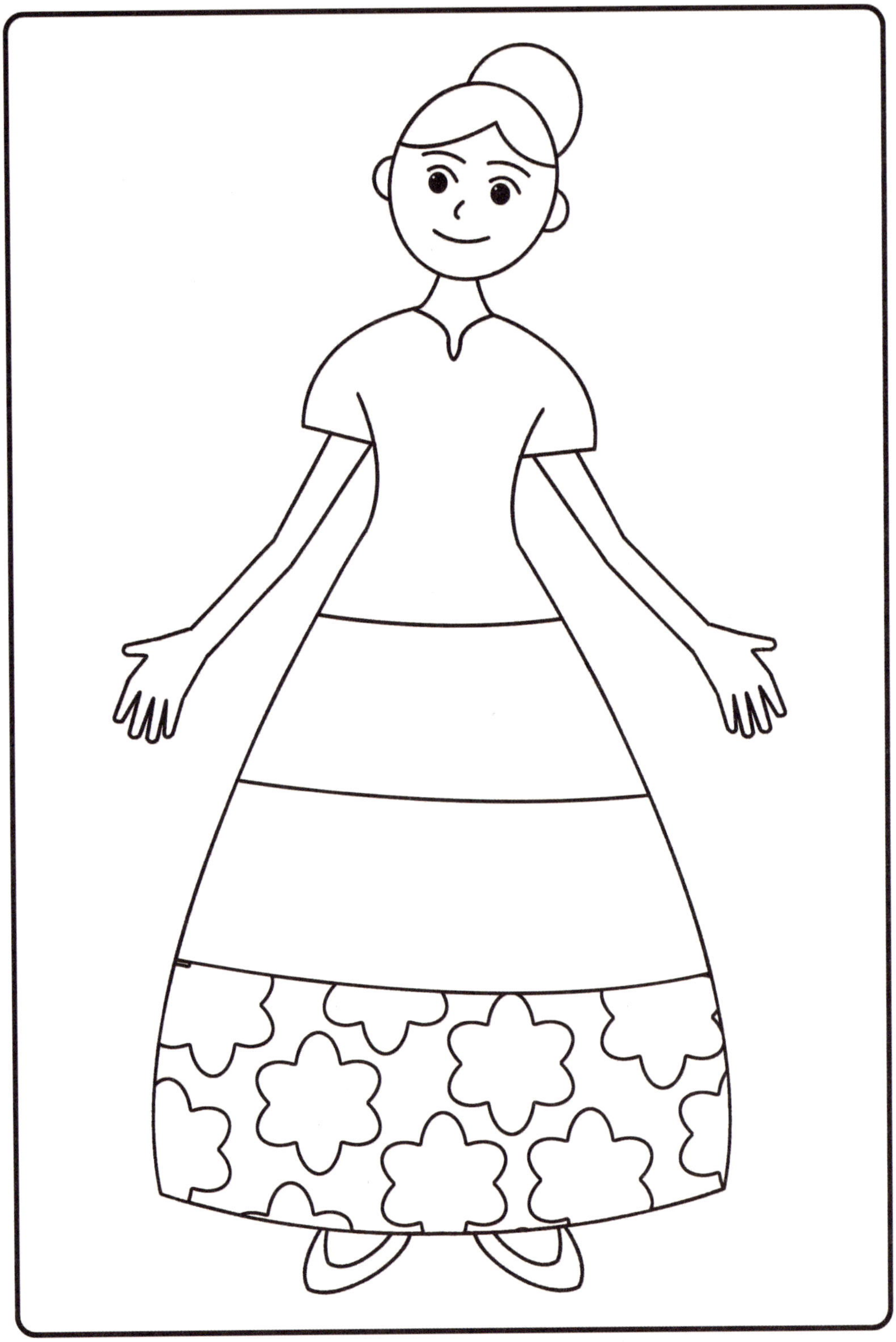

부록5 치매예방활동 시리즈3

현장활동가를 위한 만다라색칠하기

만다라 그리기 I : 문양색칠하기

만다라는 미술치료에서 중요한 위치를 차지합니다. 명상과 함께 만다라를 제작하는 몰입과정을 통하여 자신과 하나 되는 일체감을 경험할 수 있기 때문입니다.
만다라 색칠하기는 기억회상에 중점을 둔 만다라입니다. 치매를 예방하고, 경증 치매 어르신이 중증으로 가는 것을 지연시키는 효과를 목표로 합니다.

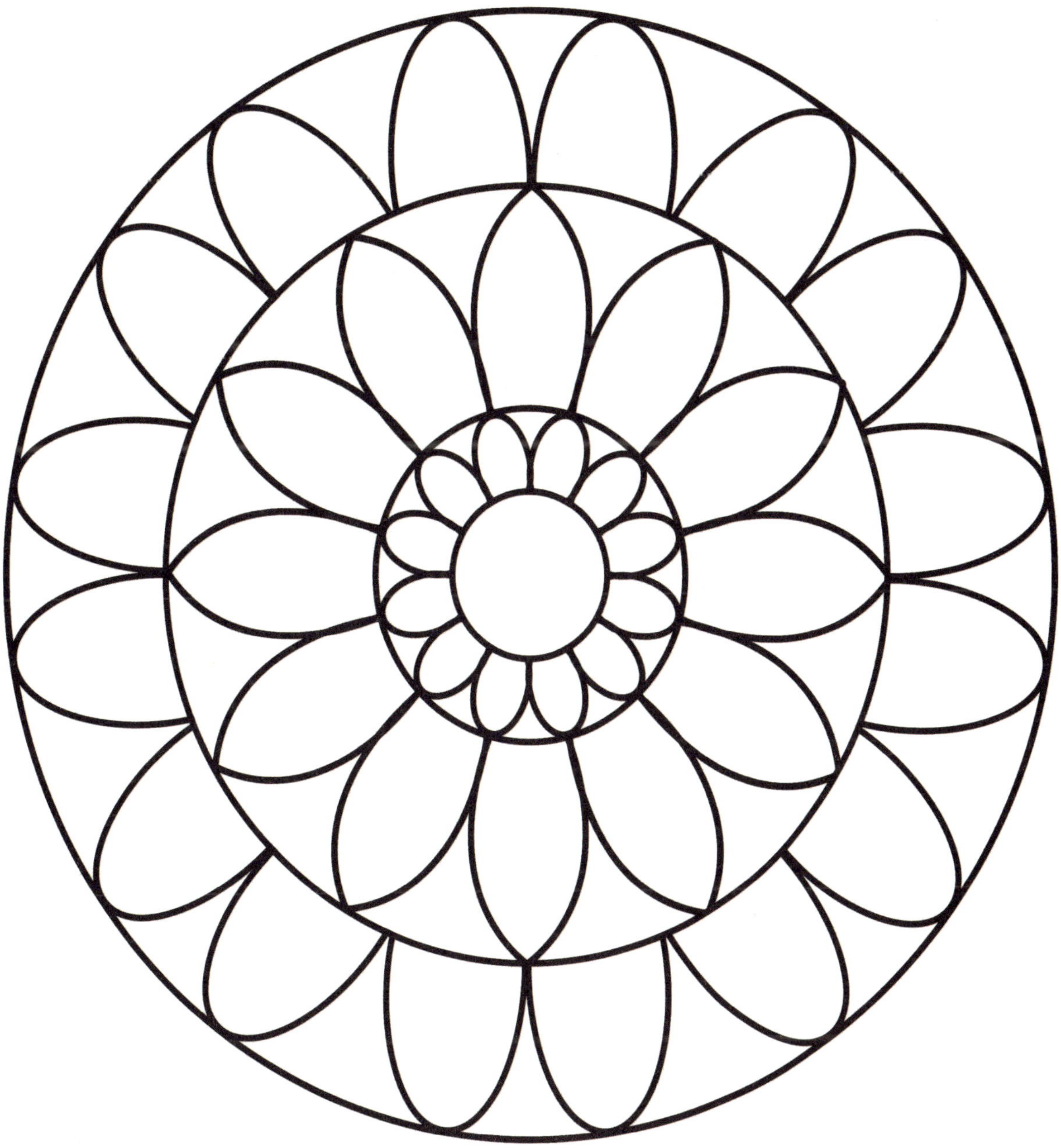

현장활동가를 위한 만다라색칠하기

점선을 이어 빈공간은 대칭을 생각해서 완성해보시고 색칠하기를 하세요.

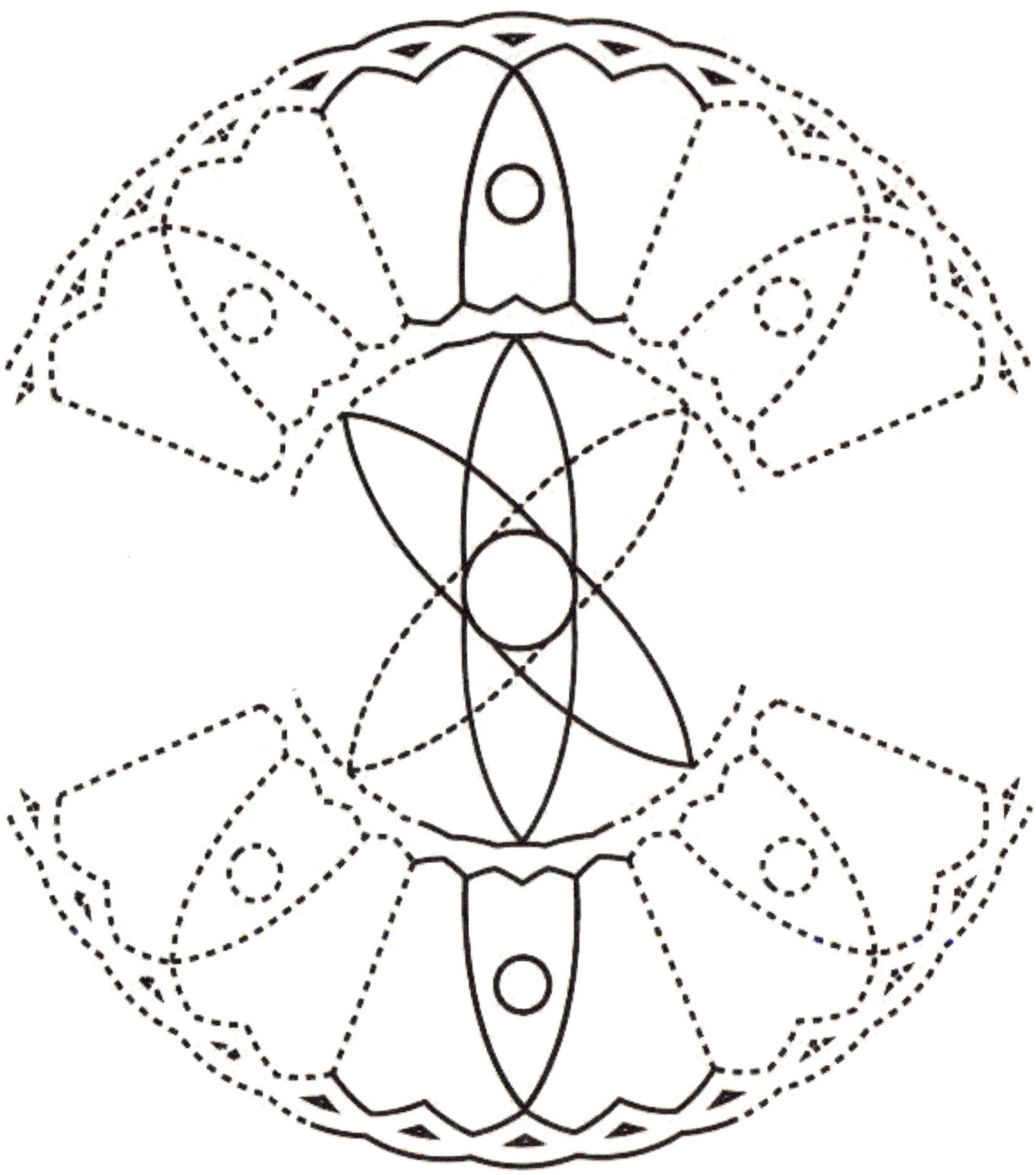

부록6 인지활동 프로그램 1

전래놀이 색칠하기1

우리나라 전통놀이 중 어르신들이 어린시절 재미있게 하였던 놀이들을 중심으로 밑그림에 색을 칠하는 것입니다.
과거를 회상하면서 놀이와 연관된 자신의 경험을 작성할 수 있습니다.
간략하게 정리하고 색칠하기를 해보세요.

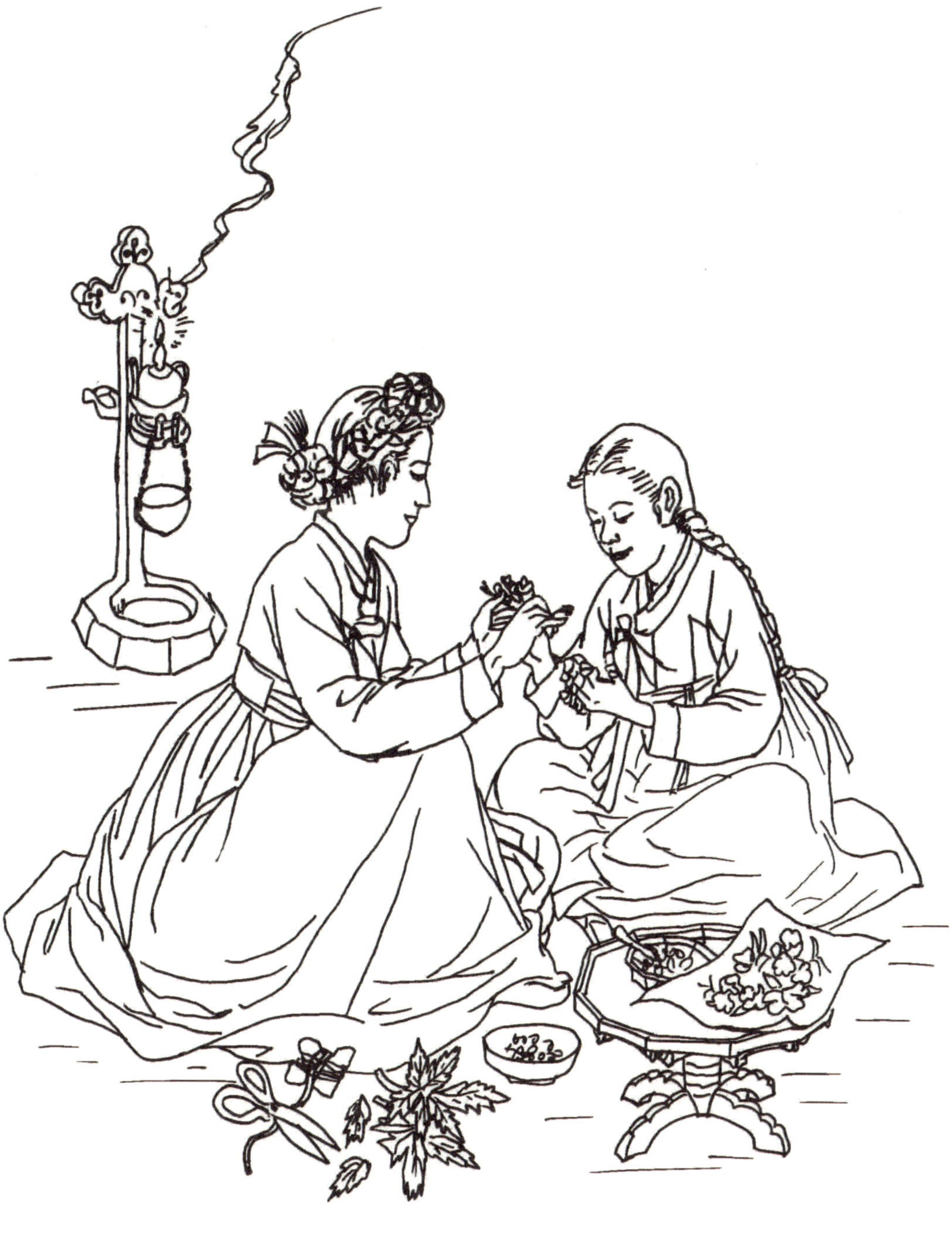

부록7 인지활동 프로그램 2

전래놀이 색칠하기2

전래놀이 중 조금은 복잡한 것을 중심으로 구성되어 있습니다. 1권을 먼저 사용하시고 2권을 사용하시기를 권합니다.

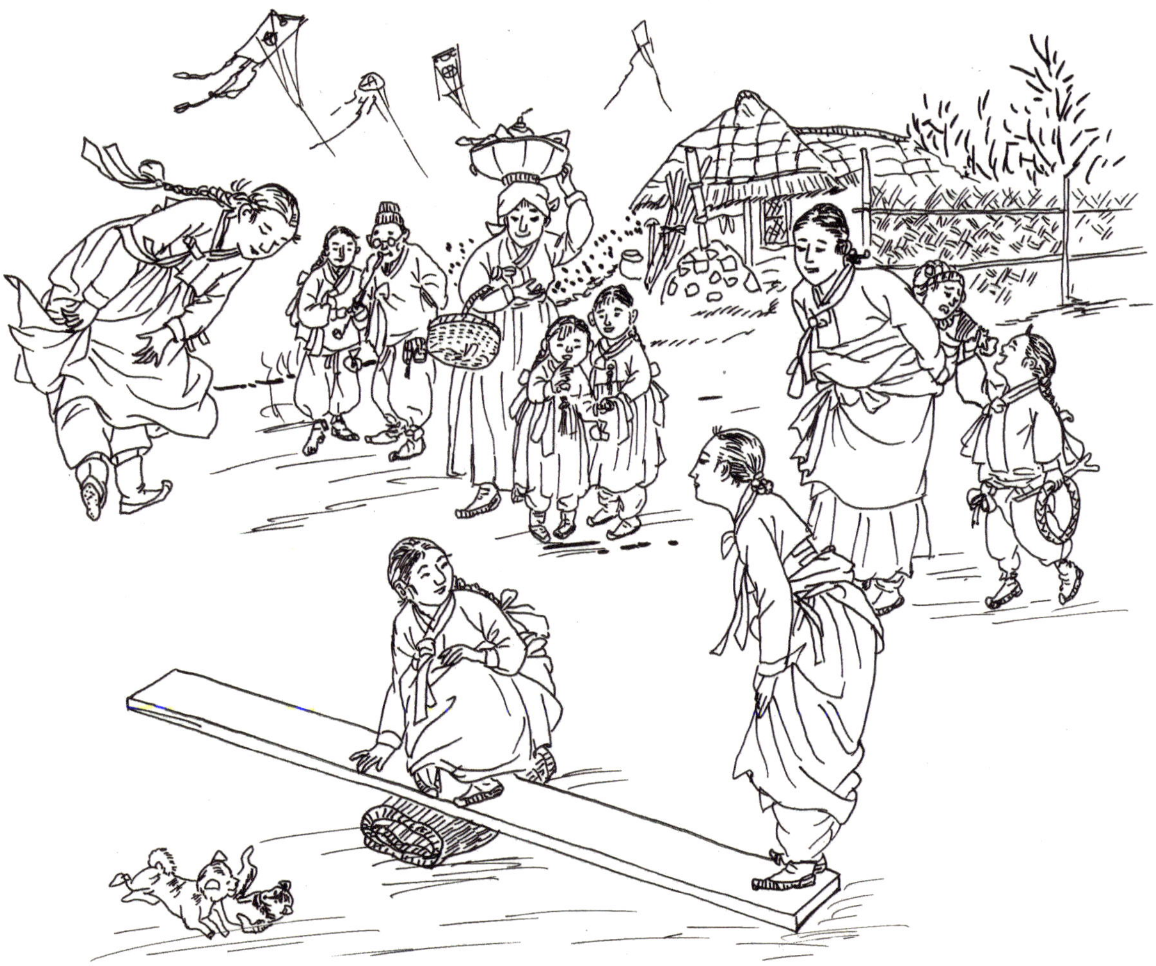

부록8

속담카드1, 2

일상에서 자주 사용하는 속담을 맞추는 게임을 할 수 있는 카드입니다.
속담카드 1, 2는 그림을 보고 정답 맞추는 게임용입니다.

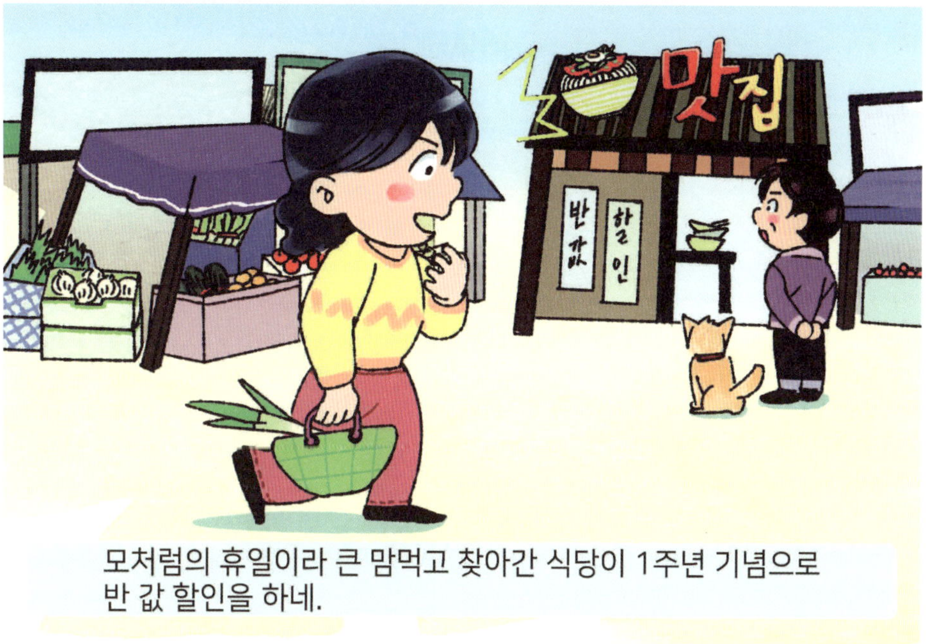
맛집
반값
할인
모처럼의 휴일이라 큰 맘먹고 찾아간 식당이 1주년 기념으로 반 값 할인을 하네.

정답: 가는 날이 장날

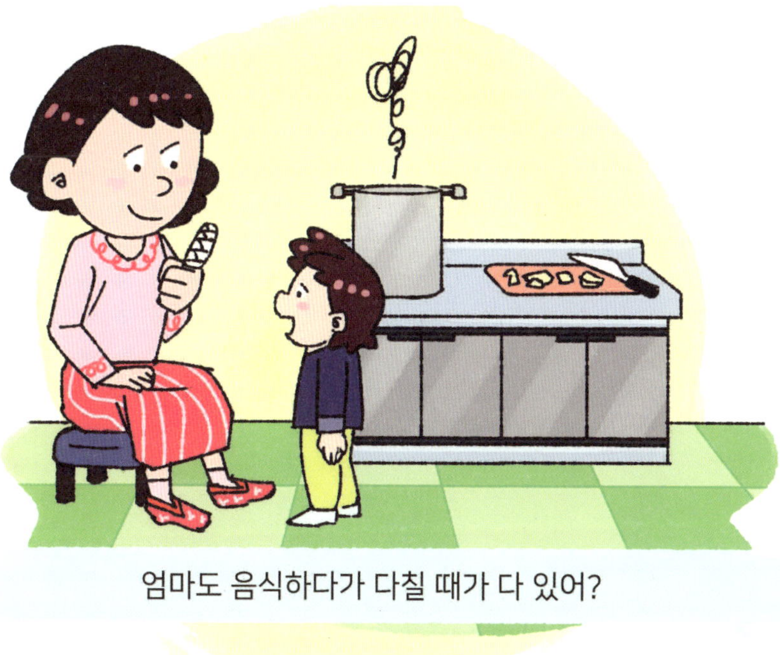
엄마도 음식하다가 다칠 때가 다 있어?

정답: 원숭이도 나무에서 떨어진다.

엮은이소개

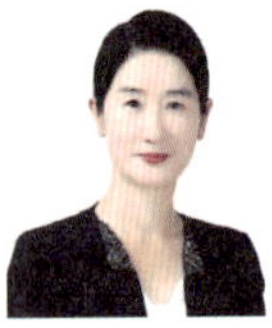

장일상
(사)행복나눔연구소 대표

서원대학교 임상건강운동학과를 졸업하고 서원대학교 대학원에서 아동노인체육전공으로 체육학 석사학위를 취득한 후 중원대학교에서 교육학 박사과정을 수료하였으며, 현재 사회단체 행복나눔연구소 대표로 행복전도사 역할을 하고 있다. 서원대학교 평생교육원, 제천, 진천 평생학습센터, 자원봉사센터, 충북자치 연수원, 농업기술센터 등에서 100세 시대 생활건강, 이혈건강 코칭과정을 강의하고 있으며, 18년 동안 전국의 건강센터, 문화센터, 건강식품회사, 충청북도 청소년 성문화센터 성교육, 청소년 금연교실, 생명존중 프로그램 등에서 '건강은 행복이며 마음의 행복은 뇌건강이다!' 라는 소신으로 건강코칭 강사로 활동하고 있다. 그리고 퇴직한 공무원들과 상록 이혈건강자원봉사단을 결성하여 청주와 대전을 비롯한 여러 지역의 요양원과 주간보호센터 등에서 봉사를 하고 있으며, 한국문화예술위원회 충북문화재단에서 주관하는 인생나눔교실에서 어린이와 청소년, 군인들을 위한 인생멘토 역할을 하고 있다.
저서로는《느리게 사는 연습》(공저),《분노다스리기》 등이 있다.

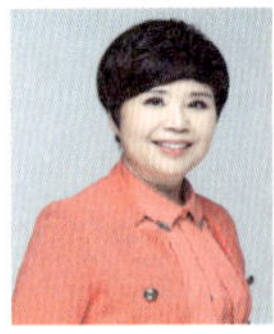

임효림
한국힐링경영연구원 원장

명지대학교를 졸업하고 성결대학교 사회교육원 노인교육지도사 자격증을 취득(2006), 경희대학교 평생교육원 실버체육지도사 자격을 수료(2009)하였다. 연세대학교미래교육원 유머스피치과정 강사로 활동하였으며, 현재 동국대학교 인문문화예술 최고위과정 강사, 시립관악노인종합복지관 중풍예방교실 어르신을 위한 노인건강운동강사로 활동하고 있다. (전국)여성새로일하기/여성인력개발센터/여성일자리창출 및 경력단절 여성을 위한 프로그램 진행. (전국)농업기술센터생활개선팀/자격증과정, 명강사과정진행 현장스킬전문교육양성과정 강사이며, 한국힐링경영연구원 원장으로 노인치매예방, 노인건강운동, 인생이모작사업, 자존감회복, 긍정마인드을 위한 다양한 활동을 하고 있다.
KBS, MBC, SBS, YTN 등 다수 방송출연으로 현장교육 전문가로 활동하고 있으며, 기업체, 관공서, 대학교 등에서 3500여회 강연을 이어오고 있다.
저서로는《新중년 힐링(웃음, 실버, 건강》《힐링현장교육 전문가 》등이 있다.
수상으로 2018년 대한민국 교육공헌대상, 2018년 글로벌사회봉사 인물대상, 2017년 자랑스런 대한민국 한국인 대상/해외봉사상 힐링큐레이터 등이 있다.

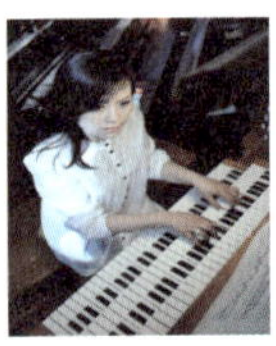

이수정
음악교육연구소 클랑 대표

혜천대에서 피아노, 목원대학교에서 오르간, 충남대학교 대학원에서 음악교육 석사를 졸업 후 독일 하노버국립음대에서 오르간 디플롬 및 교회음악(Kirchenmusic-B) 디플롬 학위 졸업, 오스트리아 빈국립음대와 네델란드 암스테르담 국립음대에서 오르간을 최고연주자 과정까지 모두 마쳤다.
귀국 후 목원대학교 창의교육원에서 오르간 교수로 재직, 중원대학교 객원 교수를 역임하고 음악교육연구소 클랑 대표로 문화예술기획 및 음악을 중심으로한 융합문화예술교육에 힘쓰며 다양한 교육사업을 진행하고, 금산소년소녀합창단 상임지휘자, 한국문화예술교육진흥원 예술강사, 한국예술인복지재단 파견예술인, 예술꽃씨앗학교 예술감독, 한국문화예술위원회 인생나눔교실 튜터, 이수정오르간아카데미, 세종클랑앙상블 단장 및 지휘자, 치매예방 음악지도자 과정 총괄 및 주강사로 왕성한 활동을 하고 있다.

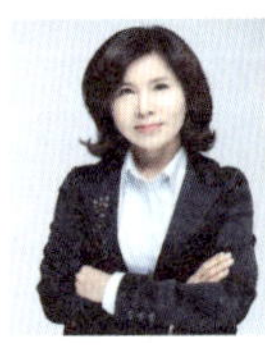

조두이
힐링플러스센터 원장

청소년 교육학을 전공하면서 청소년 상담 쉼터로 올바른 인성갖기운동 및 행복한 나 찾기 운동 봉사를 시작 현재는 긍정매니저로 전국으로 "할수 있다" 는 동기부여 활동을 하고 있다.
연세대학교 유머스피치과정 강사활동을 하였으며, 거창대, 경기대, 전국평생교육원 및 여성대학, 보건소, 건강보험공단, YWCA 등 전국 공공기관 등 노인건강, 치매예방(뇌건강), 액티브시니어, 인생이모작, 긍정마인드갖기, 실버헬스케어, 실버놀이지도사, 힐링코디네이트, 건강매니저, 창의융합놀이 등 활동을 하며 매주 해피스마일, 청춘교실 프로그램을 진행하고 있다.
(전국)여성인력개발원/새로일하기센터/여성일자리창출 및 경력단절여성/전문강사양성, (전국)농업기술센터/농어촌일자리창출 자격증과정진행, (전국)전통/전래놀이 자격과정진행, (전국)노인건강외 1급 실버강사 자격과정을 진행하며 (사)한국사회원예상담협회, 은빛희망협회 대표 강사, 한국힐링경영연구원 부원장을 맡고 있다.
수상으로는 2018년 대한민국 교육 브랜드 대상, 2016년 해외봉사상, 아리랑축제 감사상, 러시아한인봉사상이 있다.

치매예방활동 시리즈 ❶

현장활동가를 위한 **화투색칠하기**

2018년 8월 15일 1판 1쇄 발행
2019년 11월 30일 1판 2쇄 발행
2021년 9월 15일 1판 3쇄 발행

엮은이 장일상 임효림 이수정 조두이
펴낸이 조재성
펴낸곳 서현사

등 록 2002년 8월 14일 제03-01392호
주 소 경기도 고양시 일산동구 중앙로 1055번지 레이크하임 206호
전 화 031-919-6643
팩 스 031-912-6643

ISBN 979-11-88986-13-2(세트)
979-11-88986-14-9 97510

정 가 12,000원

치매예방을 위한 인지활동 프로그램

- 노인인구의 급증과 치매환자의 급증 -

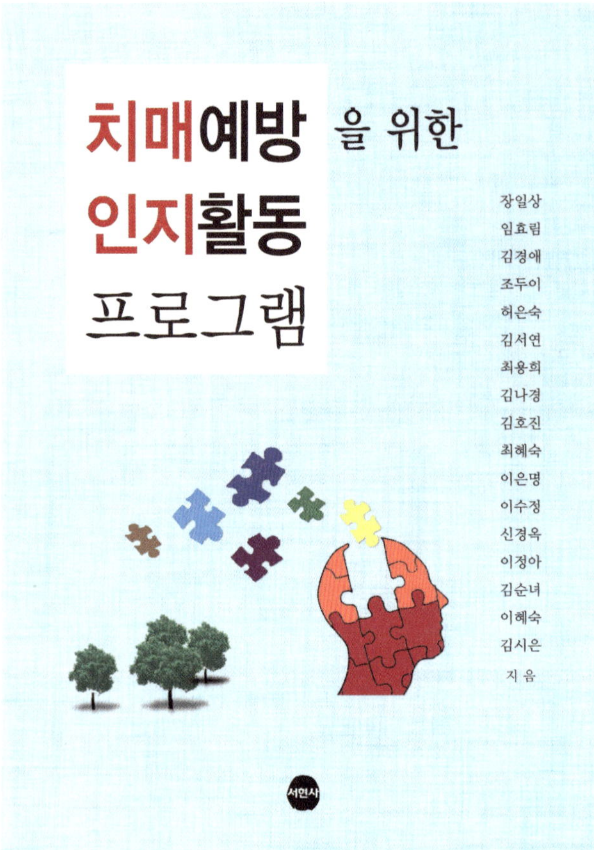

저자소개

장일상 사회단체 행복나눔연구소 대표
임효림 한국힐링경영연구원 원장
김경애 (주)해오름 뇌과학연구소 소장
조두이 한국치매인지놀이협회 부회장
허은숙 한국치매인지놀이협회 고성지부장
김서연 한국치매인지놀이협회 부산지부장
최용희 (사)한국사회교육복지회 대표
김나경 한국치매인지놀이협회 포천지부장
김호진 남서울실용전문학교 문화예술교수
최혜숙 한국치매인지놀이협회 분당지부장
이은명 한국치매인지놀이협회 부안지부장
이수정 문화예술교육연구소 락 대표
신경옥 한국치매인지놀이협회 용인지부장
이정아 한국치매인지놀이협회 강북지부장
김순녀 한국치매인지놀이협회 춘천지부장
이혜숙 한국치매인지놀이협회 군산지부장
김시은 한국문인협회 시인, 시낭송가

60+ 신중년, 언제나 청춘

예전엔 60에 환갑잔치를 하며 장수를 축하하였습니다.
그만큼 수명이 짧아 60환갑까지 사는 것도 불가능했습니다.
하지만 100세 시대를 맞아 60은 청춘이라고 합니다.
직장에서 은퇴를 하고 새로운 삶을 준비하는 인생 2모작의 시기
어떠한 삶을 준비하고 살 것인가!

치매예방 활동가에 도전하십시오.

고령화 사회에 보기 싫은 사람처럼 오는 치매!

치매는

누구에게나 감기나 복통처럼 옵니다. 치매를 미리 예방하는 생활습관이 치매도 예방하고 건강한 나를 만듭니다. 치매예방 활동가에 도전하면 치매도 예방하고, 행복한 노후를 보낼 수 있습니다.